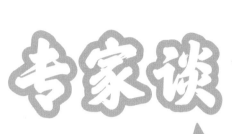

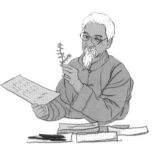

甲状腺疾病

主　编　沈红权

主　审　唐　红

副主编（以姓氏笔画为序）

　　　　杨　华　何　峥　张　毅　陶　枫　董智平　雷　涛

编　者（以姓氏笔画为序）

　　　　王　鸣　王　曙　石晓兰　冯　雯　刘　祎　刘鑫晔

　　　　李　哲　李敏琤　杨　华　何　峥　汪红平　沙雯君

　　　　张　毅　张志丹　张翠平　陈　易　罗家祺　周绍荣

　　　　郑　敏　夏　娟　顾新刚　倪小军　殷佩浩　高志玲

　　　　陶　枫　黄何尘　宿中笑　董智平　韩　吉　雷　涛

　　　　蔡　杰　滕卉茹

人民卫生出版社

·北京·

图书在版编目(CIP)数据

专家谈甲状腺疾病 / 沈红权主编 . —— 北京:人民
卫生出版社,2022.9

ISBN 978-7-117-33551-5

Ⅰ.①专…　Ⅱ.①沈…　Ⅲ.①甲状腺疾病 – 中西医结合 – 诊疗　Ⅳ.① R581

中国版本图书馆 CIP 数据核字(2022)第 170248 号

| 人卫智网 | www.ipmph.com | 医学教育、学术、考试、健康,购书智慧智能综合服务平台 |
| 人卫官网 | www.pmph.com | 人卫官方资讯发布平台 |

专家谈甲状腺疾病
Zhuanjia Tan Jiazhuangxian Jibing

主　　编:沈红权
出版发行:人民卫生出版社(中继线 010-59780011)
地　　址:北京市朝阳区潘家园南里 19 号
邮　　编:100021
E - mail:pmph @ pmph.com
购书热线:010-59787592　010-59787584　010-65264830
印　　刷:上海盛通时代印刷有限公司
经　　销:新华书店
开　　本:889×1194　1/32　　印张:3.5
字　　数:76 千字
版　　次:2022 年 9 月第 1 版
印　　次:2022 年 10 月第 1 次印刷
标准书号:ISBN 978-7-117-33551-5
定　　价:45.00 元

打击盗版举报电话:010-59787491　E-mail:WQ @ pmph.com
质量问题联系电话:010-59787234　E-mail:zhiliang @ pmph.com
数字融合服务电话:4001118166　E-mail:zengzhi @ pmph.com

序

甲状腺疾病在中医里统称为"瘿病"。近年来,甲状腺疾病的发病率逐年升高,但人们对于甲状腺疾病的认知还存在不少盲区。在临床工作中,经常会有患者向医师询问各类甲状腺疾病的饮食宜忌、生活调摄、治疗手段、疾病预后等问题,可见甲状腺疾病相关科普工作任重而道远。

本书是针对甲状腺疾病的科普读物,以问答的方式阐述了患者最为关心的 100 个问题,将甲状腺相关知识更加形象生动地展示给广大读者。内容涉及甲状腺疾病认识的历史沿革、甲状腺疾病的中医治疗、甲状腺激素水平异常、甲状腺功能异常性疾病、桥本甲状腺炎、亚急性甲状腺炎、孕产妇甲状腺疾病、甲状腺结节、甲状腺癌等常见甲状腺疾病的临床表现、实验室检查指标、治疗方法,以及甲状腺疾病相关饮食宜忌、养生保健等。书中语言通俗易懂,配有形象的插图,方便读者理解,书末附有相关穴位的具体定位方法和穴位图,方便读者参照操作。

医学科普的重要性不亚于临床治病救人,通过医学科普知识的传递,可以让读者正确了解疾病的发生、发展、治疗、预后,从而正确认识疾病,配合治疗。可喜的是,近年来越来越多的临床医师投身到医学科普工作中,通过科普讲座、创作科普读物和自媒体短视频等方式向百姓传播医学知识,相信通过大家的努力,一定可以不断提高百姓的医学常识。

本书由相关领域经验丰富的专家编写而成,内容汇通中西医学,是一本非常适合大众的科普读物。非常感谢在本书编写过程中辛勤付出的沈红权主编及各位编者。希望本书能带给广大读者甲状腺疾病的科普知识,解决广大患者的诸多问题!

唐红

2022 年 5 月

前言

随着社会发展和生活节奏的加快,甲状腺疾病,尤其是甲状腺癌的发病率正逐年上升,《甲状腺癌诊疗指南(2022 版)》提出我国甲状腺癌将以每年 20% 的速度持续增长。那么,如何对甲状腺疾病进行有效防治? 普及相关医学知识势在必行。

本书编者团队由上海市多家三级医院的中医内科、中医外科、内分泌科和腺体外科等具有丰富甲状腺疾病临床诊疗经验的资深医师组成。书中对甲状腺疾病(即中医瘿病)的分类、常见病因、临床表现及实验室检查结果进行通俗讲解,对目前大众关心的热点、难点问题给予答疑解惑,还介绍了饮食宜忌、生活调摄、中药茶饮等简便易行的自我调控、自我保健的方法,临床诊疗相关内容充分体现了"中西医并重、突出中医"的指导原则,旨在普及甲状腺疾病防治知识,实现"防、治、康"的目标。

在互联网时代,人人都是自媒体,处处都是多媒体。科普之路任重而道远,希望我们的医疗工作者们担起医学科普的重任,从实际出发,弘扬科学精神;从生活出发,传递科学思想;从自身出发,展示医学科普,让医学走进生活、融入生活，让大众知而能用、用而获益。

本书凝结了全体编写人员的大量心血，在此对编者团队的倾情付出及参与书籍校对的各位专家表示衷心感谢！同时，衷心感谢上海市中医药学会瘿病分会、上海中医药大学附属普陀医院给予的大力支持、关心和指导。在此亦感谢来自上海中医药大学附属曙光医院、上海中医药大学附属龙华医院、上海中医药大学附属岳阳中西医结合医院、上海中医药大学附属中医医院、上海交通大学医学院附属瑞金医院、上海市中西医结合医院、同济医院各专家团队在书籍撰写中的积极参与和热情支持，使本书图文内容兼具科学性、严谨性和趣味性。

最后，愿本书能为甲状腺疾病科普事业添砖加瓦，对甲状腺疾病的早干预、早防治提供帮助，助推"健康中国"美好愿景早日实现！

2022 年 5 月

目录

甲状腺疾病认识的历史沿革

1. 什么是瘿病

瘿病是一种临床表现为颈前喉结两旁结块肿大的疾病。许多中医古籍中记载了古代医家对瘿病的认识和治疗经验，为源远流长的瘿病辨证论治体系提供了理论和实践依据。

早在秦汉时期，人们就提出了"瘿"的概念。《说文解字》和《释名·释疾病》都明确指出"瘿"字同"婴"字。"婴"字在古代有缠绕的意思，表示瘿病是在颈部绕着喉咙的疾病。"瘿病"的病名首次在《诸病源候论·瘿候》中提出。

从古籍的相关记载可以看出，居住环境和水土条件可以导致瘿病的发生。据《吕氏春秋·尽数》描述，在盐矿较少的区域，会有"瘿人"，即瘿病患者。《诸病源候论·瘿候》和《圣济总录·瘿瘤门》提出，如果人生活在高山地区，水土不适宜，会导致瘿病的发生。此外，情志因素也是瘿病的重要病因。《医学入门·瘿病篇》指出瘿病是由于情志内伤、房劳太过，又感受外邪所致。《古今图书集成·外科瘿瘤疣痣门》提出忧思易怒、耗伤心肺，邪气乘虚而入，侵入颈肩，发为瘿病。女性的正常生理活动有赖于肝经和气血的调节，因此瘿病的发生在女性中更常见。

古代医籍主要从病因及症状两方面对瘿病进行分类。《圣济总录·瘿瘤门》根据病因提出五瘿分类方法，即由于山水饮食（居住在高山地区，水土失宜，平素饮水和食物中含碘不足）引起的石瘿、泥瘿，以及因七情所伤引起的劳瘿、忧瘿、气瘿。《三因极—病证方论》"瘿瘤证治"和《古今医统大全》根据局部症候的不同特点将瘿病分为石瘿、肉瘿、筋瘿、血瘿和气瘿。

古代医家常使用含碘较多的中药治疗瘿病，与现代医学治疗单纯性甲状腺肿的方法类似。《肘后备急方》一书中首次记载了用昆布、海藻治疗瘿病的方法。《儒门事亲·瘿》中也有类似的记载，书中指出常吃海藻、昆布是防治瘿病的一种方法。孙思邈是最早使用动物甲状腺[如羊靥（为牛科山羊属动物山羊或绵羊属动物绵羊的甲状腺腺体）、鹿靥（为鹿科动物梅花鹿或马鹿的甲状腺腺体）]治疗瘿病的医家，这是脏器疗法的一种。据《本草纲目》记载，黄药子也是治疗瘿病的特色药物，能"凉血降火，消瘿解毒"，在治疗过程中可"以线逐日度之，乃知其效也"，为了避免服药过量，应"常把镜自照，觉消即停饮"。

随着对瘿病病因、病机及病变脏腑认识的逐步加深，古代医家更强调脏腑辨证、六经辨证及气血辨证等辨证之法在瘿病治疗中的重要性，用药更加准确灵活。《外科正宗·瘿瘤论》提出瘿病治疗大法主要为行散气血、行痰顺气、活血消坚，该书所载的海藻玉壶汤等在临床实践中广泛应用。《医宗金鉴》将五瘿与五脏病变相对应，并对病机进行了详尽论述，提出相应的代表方剂。

外治法在瘿病治疗中也发挥了不可忽视的作用。《三国志·魏书》中有手术治疗瘿病的记载。《华佗神方》记载，瘿病初起可以先用刀切，再用生肌散治疗。针灸也是治疗瘿病的有效方法,最早记载可见于医学著作《针灸甲乙经》。

随着时代更替,历代医家对瘿病的认识愈加深刻、全面,并积累了丰富的理论和临床经验,其理论与治法、方药渐趋完备,逐渐形成了较为系统的瘿病论治框架体系。

2. 瘿病与中医理论中哪些脏腑有关

瘿病的发生发展与五脏均有关联,主要病变脏腑是肝、脾,久病可伤及心。瘿病与肝的关系最为密切,肝气郁滞,津液运化输布异常,凝聚成痰,在颈前形成有形结块。此外,由于饮食、水土失宜,内伤脾胃,脾失健运,聚湿生痰,结于颈部,发为瘿病。瘿病日久由实致虚,伤及肝阴和心阴,可见气阴两虚或虚实夹杂之候。

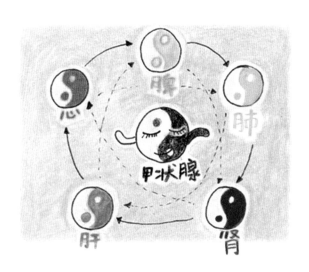

3. 瘿病患者都会有心悸症状吗

《医学入门》提出瘿病多因情志忧怒所致,久病会耗伤心阴,引起心悸。《医学入门·瘿瘤篇》认为,忧虑伤心,心阴虚损,会伴心悸。瘿病初起多属实,肝郁气滞,疏泄失职,气滞痰凝为主;病久则火郁伤阴,出现心肝阴虚,心失所养的病理变化,症状上除颈前出现肿块外,尚有心悸、烦躁等。因此,证属心肝阴虚的瘿病患者会出现心悸症状。

4. 瘿病患者都会有多汗症状吗

《济生方·瘿瘤论治》中记载,瘿病是由于长期焦虑愤怒,肝气失于条达,气机郁滞,痰气瘀结颈前所致。肝气郁久化热,肝火亢盛会灼伤阴液,日久形成阴虚火旺证。肝火亢盛迫使津液

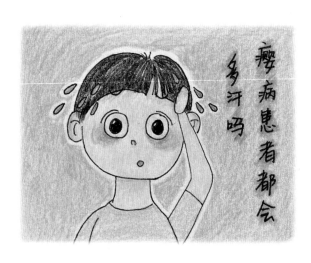

外泄,会导致出汗变多;阴虚火旺,扰动津液外泄,致使汗出;气虚不足,失其固摄,也易汗出。因此,证属肝火旺盛、心肝阴虚和气虚不固的患者会出现多汗的症状。

5. 瘿病患者都会有食欲变化吗

《诸病源候论》《太平圣惠方》记载脾失健运,气滞痰凝发为瘿病。临证除见瘿肿征象外,可伴胸闷、纳呆、神疲等脾失健运之症。《医学入门·瘿瘤篇》中提出瘿病日久,气郁化火,肝火犯脾,会出现消化不良、食欲减退、腹胀、便溏等症状;后期肝火灼伤胃阴,可见食欲大增,但吃后很快就有饥饿感。因此,病因属于脾失健运的瘿病患者,以及瘿病日久损伤脾胃的患者会出现食欲变化。

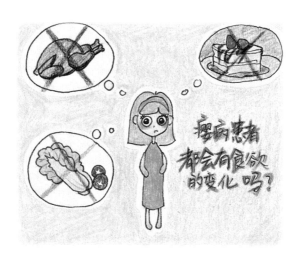

6. 中医如何认识甲状腺结节

甲状腺结节主要表现为甲状腺部位有单个或多个肿块,可随吞咽活动,和很多甲状腺疾病密切相关。

发病部位:瘿病发于颈前部,与甲状腺结节的发病部位一致。

病因病机:瘿病多发于山区,且情绪因素在瘿病的发生中起重要作用,这与现代病因学研究相一致。瘿病的发生在女性中更常见,与现代流行病学调查结果相符。

临床表现:古代医书大多将瘿病分为石瘿、气瘿、劳瘿、土瘿、忧瘿等,也符合现代甲状腺结节的多种临床表现。

韩 吉 刘 祎 刘鑫晔 张志丹 李敏琤
上海中医药大学附属普陀医院

甲状腺疾病的中医治疗

　　人们对瘿病的认识最早可追溯到战国时代。历代医家对瘿病采用了多种有效且富有特色的中草药、中成药,如在《肘后备急方》中使用海藻、昆布治疗瘿病;在《千金翼方》《外台秘要》等提到用昆布等中草药治疗瘿病;《本草纲目》中记载了黄药子治疗瘿病。此外,《外科正宗》所创的海藻玉壶汤、活血散瘿汤、十全流气饮等,《疡科大全》所载的四海舒郁丸,《医学心悟》所载消瘰丸等中药汤方和中成药在瘿病的治疗中也卓有成效。甲状腺疾病的病变是个动态变化的过程,随着病机的转化,在不同病变阶段具有不同的特点,因此,在治疗上中医可根据不同阶段的病机施以相应的治法和方药。中医治疗瘿病之法简便易行,既可使患者免于手术之苦及一些不良反应,又能达到祛瘀消瘿、扶正固本、标本兼治的功效。针对中医防治瘿病中的困惑,在此列举一些关于中草药、中成药的常见问题,并做出如下解答。

1. 瘿病治疗中常用哪些草药

　　瘿病治疗中常用的中草药有如下几类:清热解毒凉血类,如夏枯草、连翘、黄芩、栀子等;行气解郁、化痰散结类,如浙贝母、香附、川楝子、青皮、枳壳、陈皮、木香、半夏等;活血化瘀类,如山慈菇、黄药子、川芎等;含碘类,如海带、海藻、昆布等;其他,如黄芪、当归等扶正之品。

在瘿病的中草药治疗中,不同证型有不同的配伍选择。例如,海藻和昆布中的有效成分对缺碘引起的地方性甲状腺肿有很好的改善作用;陈皮、香附、木香、青皮等理气类药物多为气郁痰阻型瘿病的选方用药;当归、川芎养血活血,与理气化痰类药合用可起到行气散结、活血消瘿的作用,多用于痰结血瘀型瘿病;夏枯草、黄芩、栀子等苦寒药物多用于治疗烦躁易怒、肝火旺盛型瘿病。

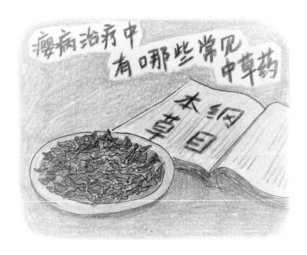

2. 瘿病治疗中常用哪些中成药,其各有什么功效

瘿病治疗中常用的中成药有小金丸(小金胶囊、小金片)、平消片(平消胶囊)、西黄丸、夏枯草胶囊、大黄䗪虫丸、内消瘰疬

丸等。

小金丸(小金胶囊、小金片):由木鳖子、制草乌、麝香、枫香、地龙、五灵脂、制乳香、制没药、当归、香墨组成,针对痰气凝滞于经络所致的瘰疬、瘿瘤,有散结消肿、化瘀止痛的功效。

平消片(平消胶囊):由郁金、马钱子、仙鹤草、五灵脂、白矾、硝石、干漆、枳壳组成,多用于毒瘀内结之瘿病,有活血化瘀、散结消肿、解毒止痛的功效。

西黄丸:由体外培育牛黄、人工麝香、乳香、没药组成,针对热毒壅结之瘿病,有清热解毒、消肿散结的功效。

夏枯草胶囊:主要成分为夏枯草总皂苷,可治火热内蕴所致的瘰疬、瘿瘤,具有清火明目、散结消肿功效。

大黄蛰虫丸:出自张仲景《金匮要略》,由熟大黄、土鳖虫、水蛭(制)、虻虫(去翅足,炒)、蛴螬(炒)、干漆(煅)、桃仁、苦杏仁(炒)、黄芩、地黄、白芍、甘草组成,可治劳损正伤、阴血亏损、瘀血内停之瘰疬、瘿瘤,有活血破瘀、通经消症之效。

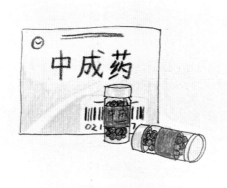

内消瘰疬丸:由夏枯草、玄参、大青盐、海藻、浙贝母、薄荷、天花粉、蛤壳(煅)、白蔹、连翘、大黄(熟)、甘草、地黄、桔梗、枳壳、当归、玄明粉组成,治疗气郁化火、痰凝瘀滞而致的瘰疬、痰核、瘿瘤,有软坚散结、化痰消瘰之功效。

3. 怎样正确使用中成药治疗瘿病

在选用中成药治疗瘿病的过程中,首先需要结合现代医学的甲状腺彩超和甲状腺相关实验室检测结果来明确诊断,以中医理论为基础,结合四诊辨明中医证候,病 – 证 – 药相统一,恰当地选用相关中成药。例如,在临床诊治过程中,对于缺碘引起的甲状腺肿(瘿病),需要合理选用含碘中成药,否则持续大量使用含碘浓度高的中成药,反而有促使病情恶化的风险。可以根据患者不同需求选择不同的中成药剂型,如丸剂、胶囊、口服液、片剂等,在药效互补及增效减毒原则下,也可根据病情需要恰当联合应用中成药。

4. 瘿病治疗中可以用外治法吗,有哪些外治方法

中医治疗瘿病有着独特的优势,除了中药内服外,还可以结合针灸疗法、中药外敷法加离子导入法、耳穴疗法等不同中医外治法联合治疗。

针灸疗法:可疏经通络,调整脏气,促进结节和肿块消散。此外,采用针灸的方法可以避免药物的不良反应,降低复发率,提高疗效。临床常选取阿是穴、合谷作为主穴宣通局部气血,疏

通壅滞,以达散结消瘿之效,随症配穴,如心悸、手颤时配内关、足三里,呼吸不畅加用天突,性情急躁选太冲。

中药外敷加离子导入法:通过中频电流将中药离子经皮肤迅速导入甲状腺局部,从而发挥软坚散结的作用,可调节免疫功能、抑制甲状腺局部结缔组织增生、改善甲状腺局部营养,而使甲状腺肿缩小甚至消失。

耳穴疗法:是通过对耳郭特定点(即耳穴)的刺激来防治疾病的一种医疗方法。有研究表明,选神门、皮质下、肝、脾、胃、肺、咽喉、颈、甲状腺、内分泌等耳穴为主穴进行贴压,有助于改善甲状腺结节。

郑　敏

上海中医药大学附属岳阳中西医结合医院

甲状腺激素水平异常

　　甲状腺作为人体最大的内分泌器官,能够合成并分泌甲状腺激素。在生理状态下,甲状腺激素能够促进机体的生长发育及新陈代谢,相当于人体的一个"发电机"。若"发电机"动力不足或产能过剩,就会导致各种各样的疾病。这一过程受到很多激素的调控。那么,人体内的哪些激素需要引起我们的重视呢?每种激素水平升高与降低又各自代表什么含义? 下面将为您答疑解惑。

1. 促甲状腺激素偏高的常见原因有哪些

　　从促甲状腺激素(thyroid stimulating hormone,TSH)的名字就可以看出,这是一种促进甲状腺激素释放的激素。TSH 由垂体前叶分泌,是反映甲状腺功能变化的一个灵敏指标。垂体分泌 TSH 的过程受到哪些调控呢?

　　要搞清楚这个问题,就不得不请出垂体的"上司"——下丘脑,以及垂体的"员工"之一——甲状腺。在生理状况下,下丘脑通过分泌促甲状腺激素释放激素(thyrotropin releasing hormone,TRH)向垂体发号施令,垂体收到上级指示后就会分泌TSH,刺激甲状腺好好工作。但当甲状腺工作强度过大时,血清中的甲状腺激素水平升高，甲状腺就会把"罢工"信息反馈给垂体："我受不了了，不要再分泌 TSH 啦！"

　　我们再来看看 TSH 升高的原因。最常见的就是甲状腺功能减退（简称甲减）。甲减也有"原发"与"继发"之分。原发性甲减是因为甲状腺本身发生病变，导致血清甲状腺激素水平低于正常值，占所有甲减的 90% 以上。在原发性甲减发病过程中，血清中的甲状腺激素水平降低，垂体发现它的"员工"没有好好工作，就会分泌 TSH 来督促甲状腺，此时血清中的 TSH 水平就超出正常范围了。而当下丘脑或垂体发生病变，无法正常对甲状腺发号施令，血清中的甲状腺激素生成减少，也会出现甲减的临床表现。但由于问题出在下丘脑和垂体，所以 TSH 水平并不会升高，反而是下降的，这种甲减称为继发性甲减。这里你就会发现 TSH 的一个"小妙用"——可以帮助我们鉴别甲减是"原发"还是"继发"。

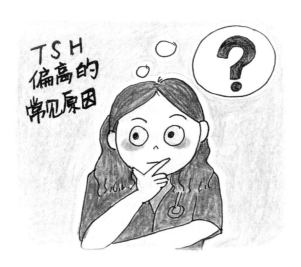

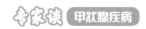

2. 促甲状腺激素偏低的常见原因有哪些

在上一个问题中我们已经介绍了下丘脑、垂体、甲状腺三者之间的关系,这里我们就不再赘述了。促甲状腺激素(TSH)偏低最常见原因就是甲状腺功能亢进(简称甲亢),血清中过多的三碘甲状腺原氨酸(triiodothyronine,T_3)和甲状腺素(thyroxine,T_4)会向垂体发送信号,从而抑制 TSH 的分泌。除此之外,当垂体本身出现问题时,也可以导致血清中 TSH 水平偏低。TSH 偏低的常见原因如下。

(1)肿瘤:当垂体以及它的"邻居们"被肿瘤入侵,原本的生存空间被肿瘤占领,受到挤压的垂体无法正常工作,此时血清中的 TSH 水平就可能下降。

(2)缺血:当垂体缺乏血液供应,就好像失去了阳光、空气和水的植物,会出现局部组织细胞变性坏死,无法维持血清中正常的 TSH 水平。比如产后大出血导致产妇的垂体因缺血坏死而无法正常分泌各种激素并引起的一系列综合征,称为希恩综合征。

(3)下丘脑及其他中枢神经系统病变:下丘脑作为垂体的"直接领导",若受到创伤、肿瘤、结节、中毒等因素的影响,也会进一步影响垂体,出现血清 TSH 水平下降。

(4)其他:由于手术损伤、感染及颅内血管病变等原因引起垂体功能减退,也会导致 TSH 分泌减少。值得一提的是,垂体功能减退不仅会导致 TSH 偏低,也会导致垂体支配的靶器官所分泌的一系列激素的血清浓度降低。

3. T_3、T_4 偏高的常见原因有哪些

T_3 和 T_4 是化验单上的"常客",相信大家经常在体检报告上看到它们的身影。那么 T_3 和 T_4 到底是什么呢? 它们就是大名鼎鼎的甲状腺激素。甲状腺激素与人体的生长发育、新陈代谢息息相关。它们既可以促进糖类、蛋白质、脂肪等物质和能量的代谢,也可以促进身体生长发育。儿童甲状腺激素分泌不足会出现智力发育迟缓和身材矮小,俗称"呆小症";成人甲状腺激素分泌不足则会出现精神不振、乏力、嗜睡、怕冷、面色苍白、皮肤粗糙、心动过缓、厌食、腹胀及便秘等甲状腺功能减退的相关症状。当然,甲状腺激素并不是多多益善。当血中出现过多的甲状腺激素时,人就会出现烦躁失眠、怕热、多汗、心悸、乏力、食欲亢进、消瘦、腹泻等一系列症状,也就是人们常说的甲状腺功能亢进。可见甲状腺激素的合成与分泌是一份不折不扣的"精细活儿",多一分、少一分都会对人体造成极大的负面影响。

常见的甲状腺激素升高原因有以下两种:①甲亢时,T_3 和 T_4 虽然都有升高,但程度略有不同,T_3 可高出正常值 4 倍,而 T_4 仅高出 2.5 倍;还有一种 T_3 升高而 T_4 不升高的甲亢,临床上称为 T_3 型甲亢;此外,由于垂体肿瘤分泌过多 TSH,进而出现 T_3、T_4 水平升高,称为垂体性甲亢。②由于 T_3、T_4 水平受甲状腺结合球蛋白(thyroxine binding globulin,TBG)数量的影响,所以任何能使 TBG 水平升高的原因都可以间接导致 T_3、T_4 的升高。育龄期女性较为常见的原因有妊娠、口服避孕药或雌激素。此外,原发性胆汁性肝硬化也可以导致 TBG 升高。

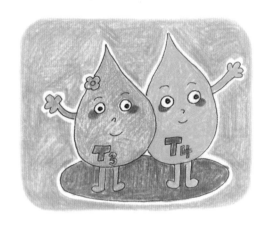

4. T₃、T₄偏低的常见原因有哪些

T₃和T₄这对兄弟虽然总是"成双入对"地出现,但"性格"却略有不同。T₄是两兄弟中的"大哥",在数量上占有绝对优势,占甲状腺激素的90%以上。虽然"小弟"T₃数量上不占优势,但其生物活性却更胜一筹,约为T₄的5倍。T₄这位"大哥"时不时也会帮助"小弟"T₃,血液中约75%的T₃由T₄脱碘转化而来。

了解这对兄弟之后,我们再来看T₃、T₄偏低的原因:①甲减、慢性淋巴细胞性甲状腺炎会出现T₃、T₄同时减少,但在慢性消耗性疾病(如代偿性肝硬化、晚期肿瘤、饥饿等)中,外周T₄转化T₃减少,此时T₄正常而T₃减少,临床上称为"低T₃综合征"。②肾病综合征、肢端肥大症等疾病通过影响TBG的数量也会导致T₃、T₄减少。临床上,长期应用雄激素、糖皮质激素的患者亦会出现这种情况。③由于TSH分泌不足导致甲减时会出现T₃、T₄减少,可见于垂体性及下丘脑性疾病。

5. FT$_3$、FT$_4$ 偏高的常见原因有哪些

游离三碘甲状腺原氨酸(free triiodothyronine,FT$_3$)和游离甲状腺素(free thyroxine,FT$_4$)又是何方神圣呢? 进入血液的 T$_3$、T$_4$ 约99%与甲状腺结合球蛋白(TBG)结合进行运输,剩下不到1%呈游离状态,进入细胞内发挥生理作用。这一小部分游离状态的 T$_3$ 和 T$_4$ 就是 FT$_3$ 和 FT$_4$。TBG就好比一个个"仓库","工厂"生产出的大部分甲状腺激素都在 TBG 内储存着,只有一小部分放在"商店"里。尽管"仓库"内的物品很多,但它们不能在市面上流通,因此不能发挥作用,而真正能发挥生理作用的是那一小部分放在"商店"里的物品,即 FT$_3$ 和 FT$_4$。那么,它们和上面介绍的 T$_3$ 和 T$_4$ 又有什么关系呢? 游离型的 T$_3$、T$_4$(即 FT$_3$、FT$_4$)与结合型的 T$_3$、T$_4$ 组成了总 T$_3$、总 T$_4$。相较于 T$_3$ 和 T$_4$,FT$_3$ 和 FT$_4$ 的水平不受血浆 TBG 的影响,能更好地反映甲状腺激素的活性,是反映甲状腺功能的灵敏指标。FT$_3$、FT$_4$ 升高最常见于甲亢。亚急性甲状腺炎在发病早期也会出现一过性甲亢,故也会有 FT$_3$、FT$_4$ 水平升高的现象。此外,垂体肿瘤分泌过多 TSH 时,也会出现 T$_3$、T$_4$ 水平升高,导致垂体性甲亢,FT$_3$、FT$_4$ 水平也会升高。

6. FT$_3$、FT$_4$ 偏低的常见原因有哪些

FT$_3$、FT$_4$ 偏低最常见于甲减,而导致甲减的原因是多种多样的,主要有以下方面。

（1）某些疾病导致的甲减：比如桥本甲状腺炎和亚急性甲状腺炎。这两种疾病都会使人体自身免疫细胞攻击甲状腺组织，从而导致甲状腺细胞被破坏，无法产生满足人体需要的甲状腺激素。

（2）医源性甲减：如抗甲亢治疗过程中、甲状腺外科手术后、恶性肿瘤等。

（3）食源性甲减：碘是合成甲状腺激素的必备元素，若人体内碘元素不足，不能合成足够的甲状腺激素则可导致甲减。

（4）服用某些药物：甲状腺功能正常的患者服用苯妥英钠或卡马西平可使血清 FT_3 或 FT_4 水平降低。

（5）中枢性甲减：由于腺垂体功能减退及各种下丘脑疾病使 TSH 分泌不足，可导致中枢性甲减。

7. 甲状腺球蛋白抗体偏高的常见原因有哪些

在介绍甲状腺球蛋白抗体（thyroglobulin antibody，TgAb）之前，我们先来了解一下甲状腺球蛋白（thyroglobulin，Tg）是什么。Tg 是由甲状腺滤泡上皮细胞合成的一种大分子糖蛋白。在生理状态下，绝大部分 Tg 储存在甲状腺滤泡的残腔中，只有极微量的 Tg 进入血液循环。血液中的 Tg 含量超过正常范围说明甲状腺形态的完整性遭到了破坏。比如分化型甲状腺癌（differentiated thyroid carcinoma，DTC），由于肿瘤组织破坏了甲状腺腺体，可导致血中 Tg 升高。因此，Tg 可作为 DTC 患者术后复发的重要监测指标。

那么，什么是 TgAb 呢？正常情况下，抗体就好比是人体免疫系统派出的"战士",能够有效清除侵入机体的异物,中和它们所释放的毒素,使机体保持健康。但若由于某些原因导致免疫系统出现"敌我不分"的情况,把自身的组织器官及细胞当作抗原来攻击,此时产生的抗体即为自身抗体,TgAb 就是这样一种抗体。TgAb 与 Tg 结合后,可导致甲状腺细胞破坏,造成各种甲状腺疾病,常见的有桥本甲状腺炎、毒性弥漫性甲状腺肿(格雷夫斯病)等自身免疫性疾病。

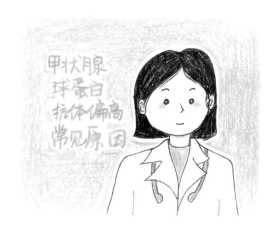

8. 甲状腺过氧化物酶抗体偏高的常见原因有哪些

血液中的碘离子需要经过甲状腺过氧化物酶(thyroid peroxidase,TPO)的活化,才能与甲状腺结合球蛋白(TBG)结合,形成 T_3 和 T_4;一旦受到甲状腺过氧化物酶抗体(thyroid peroxidase antibody,TPOAb)的"攻击",便会直接影响甲状腺激素的合成,导致 T_3 和 T_4 的血清浓度下降。TPOAb 的产生与自身免疫性甲状腺疾病密切相关,目前已作为诊断甲状腺自身免疫性疾病的首选指标。临床上常见的自身免疫性疾病有桥本甲状腺炎、格雷夫斯病等。

张　毅　王　曙

上海中医药大学附属中医医院

上海交通大学医学院附属瑞金医院

甲状腺功能异常性疾病

甲状腺是人体最大的内分泌腺,血液循环中充足的甲状腺激素水平对于维持身体组织和器官的正常功能至关重要。环境因素、含碘膳食、吸烟、情绪、压力等可诱导遗传易感个体甲状腺疾病的发生和发展。我国2020年公布的数据显示,成人甲状腺疾病的患病率为临床甲状腺功能亢进(甲亢)0.78%、亚临床甲亢0.44%、格雷夫斯病0.53%、显性甲状腺功能减退(甲减)1.02%、亚临床甲减12.93%,而特定人群(如老年人、肥胖者和糖尿病患者)的甲状腺疾病患病率明显增加。

甲状腺疾病与多种慢性疾病关系密切。大型队列研究证实,轻度甲亢,甚至在亚临床甲亢阶段,就可能明显增加心血管事件和骨质疏松症发生的风险,而甲减与血脂异常、动脉粥样硬化也有一定关系,还与心血管事件风险增加密切相关。因此,正确认识甲状腺疾病,采取合理的预防和治疗措施,对甲状腺疾病患者是十分必要的。

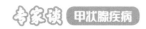

一、甲状腺功能亢进症常见问题

1. 甲亢患者会出现哪些症状

甲亢患者症状主要表现为：①高代谢症候群，包括怕热、多汗、食欲亢进、大便增多、体重下降等表现。②神经精神症状，主要表现为精神紧张、多言多动、焦躁易怒，甚至产生幻觉；也有少数患者表现为神志淡漠，多发生在老年人身上，需引起注意。③心血管系统，表现为心悸、气促等。④肌肉骨骼系统：甲亢容易导致钾离子分布异常，少数患者可出现周期性瘫痪（表现为四肢乏力），甚至弛缓性瘫痪；长期甲亢者因消耗增多，消瘦明显，还容易出现肌肉萎缩。⑤生殖系统：如女性月经不调。⑥颈部局部症状：颈部增粗、增大，严重时有颈部压迫症状。⑦眼睛局部症状：眼球突出、水肿充血、畏光流泪等。⑧个别患者还会有胫骨前黏液性水肿。

2. 甲亢患者的甲状腺激素水平有什么变化

①甲状腺激素升高：甲状腺素（T_4）、游离甲状腺素（FT_4）、三碘甲状腺原氨酸（T_3）、游离三碘甲状腺原氨酸（FT_3）升高。②促甲状腺激素（TSH）降低：除特殊的中枢性甲亢外，TSH下降是甲亢最敏感的指标。③抗体阳性：促甲状腺免疫球蛋白（thyroid-stimulating immunoglobulin，TSI）升高是格雷夫斯病甲亢的特异

性标志。促甲状腺激素受体抗体(thyroid stimulating hormone receptor antibody,TRAb)包含促甲状腺激素受体刺激性抗体和抑制性抗体。甲亢患者会出现 TSI 和 TRAb 升高,而促甲状腺激素受体抑制性抗体不一定升高。④部分患者的甲状腺过氧化物酶抗体(TPOAb)、甲状腺球蛋白抗体(TgAb)升高。⑤碘摄取率升高,摄碘高峰提前。

3. 甲亢对机体器官有哪些影响

甲亢对机体多系统及器官有一定的影响。①心血管系统:心动过速最为常见,严重者还可发生心房纤颤、心力衰竭和心脏扩大等甲亢性心脏病的表现。②消化系统:胃肠蠕动增加,排便次数增多,消化吸收不良,部分患者肝功能异常。③血液系统:白细胞总数降低,中性粒细胞下降,而淋巴细胞、单核细胞升高。④生殖系统:女性月经紊乱,男性多有性欲异常。⑤骨代谢:骨代谢紊乱,骨质疏松风险增加。⑥糖代谢:易导致血糖升高,造成糖耐量异常或原有糖尿病恶化。因此,甲亢患者尤其是合并糖尿病的甲亢患者,应更加关注血糖。⑦眼睛:部分患者因眼球后组织浸润导致突眼。⑧神经肌肉:部分患者易发生低钾血症,导致周期性瘫痪或乏力。

4. 甲亢对心率有什么影响

心动过速是甲亢最常见的表现之一。甲亢患者的心率通常在 $100\sim120$ 次/min,发生甲状腺危象时心率可大于 150 次/min,

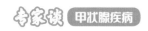

此时需立即就医。如果甲亢持续得不到治疗,或患者本身年龄较大及有基础疾病,容易发生心律失常,最常见的类型为心房纤颤,此时多表现为心悸加重。

5. 甲亢对肝功能有什么影响

一方面,甲状腺激素分泌过多可通过直接、间接作用增加肝脏负担,导致肝脏损害,引起肝功能异常,出现转氨酶水平升高,表现为疲乏无力、食欲减退、腹泻等。另一方面,部分患者在服用抗甲亢药物过程中发生肝功能损伤,出现转氨酶及胆红素水平升高,除疲乏无力外,还可表现为皮肤及巩膜发黄、尿色加深等。有上述表现者应予以注意,立即就医。

6. 治疗甲亢的西药有哪些

目前临床中治疗甲亢的常用西药有甲巯咪唑及丙硫氧嘧啶。使用抗甲亢药物治疗的缓解率需结合患者的病情严重程度及甲亢相关检查指标等综合情况判定,通常临床缓解率在30%～70%,部分患者存在复发可能性。

服用抗甲亢药物的疗程包括治疗期、减量期和维持期3个阶段。患者应在医师指导下根据临床实际情况进行剂量的个体化调整。甲亢治疗期间,建议定期监测甲状腺功能及相关抗体、血常规、肝功能等实验室指标,不能盲目调整药物剂量甚至停药。

7. 治疗甲亢的西药可引起哪些不良反应

甲亢西药治疗的不良反应主要包括肝功能损伤(表现为转氨酶升高、胆汁淤积、变态反应性肝炎等)、白细胞/粒细胞减少、皮肤瘙痒、血管炎等。因此,用药期间患者需定期监测血常规及肝功能,观察有无皮疹、皮肤瘙痒、发热、咽痛、关节酸痛、乏力等,一旦出现以上症状应及时就医,根据实验室检查及症状、体征决定是否调整用药。部分患者可能出现皮疹或严重过敏,甚至剥脱性皮炎,须立即就医。

此外,在甲亢病程中,也可能出现转氨酶升高或白细胞减少的情况,所以甲亢患者用药之前也需检测血常规、肝功能,以区分甲亢本身表现和药物不良反应。

8. 甲亢患者出现哪些情况需要考虑手术治疗

甲亢患者如出现下列情况可考虑手术治疗:①甲亢病情严重,药物治疗无效或停药后复发;②甲状腺明显肿大,出现颈部器官(如食管、气管)压迫症状,导致吞咽困难、呼吸困难等;③甲状腺肿大的位置在胸骨后;④疑似有甲状腺肿瘤风险,行甲状腺细针穿刺细胞学检查怀疑甲状腺恶性肿瘤;⑤儿童甲亢患者,给予抗甲亢药物治疗效果较差;⑥妊娠期甲亢,药物治疗效果不理想,在妊娠中期(一般在第13~24周)可考虑手术治疗。

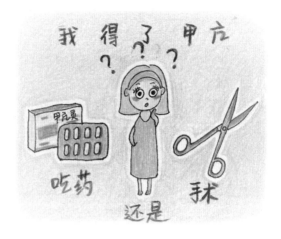

9. 甲亢患者出现哪些情况需要碘–131治疗

甲亢患者如出现下列情况可考虑碘–131（^{131}I）治疗：①成人格雷夫斯病甲亢伴甲状腺肿大Ⅱ度以上；②药物治疗失败或过敏；③甲亢手术后复发；④甲亢性心脏病或甲亢伴其他病因的心脏病；⑤甲亢合并白细胞和/或血小板减少或全血细胞减少；⑥老年甲亢；⑦甲亢合并糖尿病；⑧毒性多结节性甲状腺肿；⑨自主功能性甲状腺结节合并甲亢。

10. 甲亢患者出现哪些症状需要考虑甲状腺危象

甲状腺危象是甲状腺功能亢进症状加重或恶化的表现，病情较重的甲亢未给予及时治疗或治疗不充分，或甲亢患者在感染、手术期间、遇到精神刺激时易诱发。如果患者甲亢的症状加重,出现发热(尤其是高热)、大汗淋漓、呼吸急促、严重心动过速(心率在 150 次 /min 以上)、恶心、呕吐、腹泻等,甚至出现精神障碍(如烦躁不安、意识障碍等),应该考虑甲状腺危象的可能,须立即就医。

11. 出现甲状腺危象后该如何应对

甲状腺危象是甲状腺功能亢进症急性加重的表现,患者会有高热、心悸、呼吸急促等症状,病情严重时可出现意识障碍,如烦躁不安、昏迷,甚至危及生命。甲亢患者怀疑或出现甲状腺危象,或者有甲状腺危象先兆时,须立即就医,按照甲状腺危象的处理原则进行积极抢救治疗,包括针对病因的治疗,给予丙硫氧嘧啶,积极应用碘剂、β 受体拮抗剂和糖皮质激素,必要时给予血液透析或血浆置换等措施以迅速降低甲状腺激素水平,同时给予对症支持治疗。

12. 甲亢患者日常需要忌口的食物有哪些

甲亢患者在日常饮食方面,首先要忌碘,不要食用海产品等含碘高的食物,食用盐选用无碘盐。其次要忌食刺激性和油腻食物。另外甲亢患者交感神经兴奋性增强,因此还要减少摄入使交感神经兴奋性升高的饮料和食物,如咖啡、奶茶、浓茶等,同时忌饮酒,戒烟。

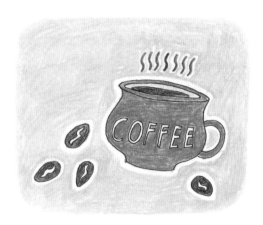

13. 甲亢患者日常宜多食的食物有哪些

甲亢患者基础代谢率增加,能量消耗较大,因此需增加热量摄入。首先,要适当多吃一些优质高蛋白食物。其次,要增加维生素摄入,如 B 族维生素和维生素 C 等。另外,甲亢可引起骨代谢紊乱,加速钙的流失,因此要注意钙、磷等矿物质的补充。

14. 甲亢患者日常可以服用的中药茶饮有哪些

中药茶饮,药味少而精,便于服用,且效果明确,是中医特有的防病、治病手段。中药茶饮方通常由 3～6 味药组成,注入 300～360mL 水,煎煮 10～15 分钟,取汁代水频饮。中医认为,甲亢多由气滞而起,痰浊内生,郁而化火,耗伤气阴,因此可以用疏肝、化痰、益气、养阴的中药,配成茶饮小方,对症治疗。

(1)疏肝理气茶:由夏枯草 6g、玄参 6g、玫瑰花 3 朵、佛手

3g组成。方中夏枯草泻火散结,玄参滋阴降火,玫瑰花柔肝活血,佛手理气化痰,适用于肝郁气滞引起的情绪烦躁、胸肋胀满、颈前肿大的患者。

(2)健脾化痰茶:由黄芪6g、土茯苓9g、丹参6g、砂仁1g、山慈菇1g组成。方中黄芪健脾益气,土茯苓健脾祛湿,丹参活血祛瘀,砂仁温中行气,山慈菇消痰散结,适用于痰凝血瘀引起的以颈前肿大、胸闷、气滞、食欲不佳、舌色黯为主要表现的患者。

(3)益气养阴茶:从生脉饮化裁而来,由太子参6g、麦冬3g、五味子3g组成。方中太子参益气养阴生津,麦冬润肺清心泄热,五味子补五脏、敛阴生津,适用于气阴两虚引起的以多汗、心悸、失眠、口干为主要表现的患者。

15. 甲亢患者日常防治可以使用哪些穴位

穴位防治是一种自然疗法,可以减少药物的毒副作用,且疗效独到,可操作性强。甲亢是一种以身体高代谢为主要表现的疾病,常见症状有多食、消瘦、心悸、汗出、情绪亢奋或低落等,涉及的脏腑包括肝、心、脾、肾,因此患者日常可以选择以下脏腑经络的穴位按摩,以起到防治作用。

(1)太冲、神门、三阴交:太冲穴是足厥阴肝经腧穴,具有疏肝利胆、息风宁神的作用。神门穴是手少阴心经腧穴,具有安神、宁心的作用。三阴交是肝、脾、肾三经的交会穴,可调补三经气血。因此,甲亢患者可以揉捏太冲、神门、三阴交。

(2)内关:内关为手厥阴心包经之络穴,有调畅情志、清泻心火、调节心率等作用。甲亢患者可用手掌前四指拍打内关,或

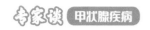

在内关附近刮痧至前臂皮肤微微透红。

(3)足三里：足三里位于足阳明胃经,用于激发胃气,缓解消瘦、多便的症状。甲亢患者可以用手握拳敲打足三里。

(4)头部诸穴：揉按头部百会、神庭、安眠穴等可起到镇静安神、助眠的作用。

16. 甲亢患者日常防治可以使用哪些耳穴

中医认为,耳部映射了整个人体,因此按摩耳穴具有一定的保健作用。可用王不留行贴或磁珠贴,选取内分泌、甲状腺、肝、脾、肾作为主穴进行耳穴贴压。心悸明显者可加选心为配穴,多食易饥者可加选饥点为配穴,女性月经不调、男性阳痿可加选内生殖器为配穴,肝气郁结者可加选耳背肝区为配穴,大便频繁者可加选脾、小肠为配穴。耳穴贴压期间,早、中、晚及睡前各捻揉或按压耳穴压豆处3～5分钟,以耳朵产生酸胀、疼痛并发红、发热为度;双耳轮换贴压,每次选择单耳进行操作,2天后替换另一只耳朵。

二、甲状腺功能减退症常见问题

1. 甲减患者会出现哪些症状

甲状腺激素作用于全身各个系统,因此出现甲减时,尤其是严重甲减时,全身各个系统和脏器都会受到影响。主要有如下症状:怕冷、少汗、全身乏力、体重逐渐增加、行动迟缓、言语缓慢,有时可表现为记忆力、注意力等减退,嗜睡,反应迟钝,心率偏慢,食欲减低,常伴有腹胀、便秘、水肿、脱发,女性可出现月经紊乱、不孕,男性性欲减退。

2. 甲减患者的甲状腺激素水平有什么变化

甲状腺功能评估指标包括血清促甲状腺激素(TSH)、总甲状腺素(total thyroxine,TT_4)、游离甲状腺素(FT_4)、总三碘甲状腺原氨酸(total triiodothyronine,TT_3)、游离三碘甲状腺原氨酸(FT_3)。其中,TSH 及 TT_4 是诊断原发性甲减的首选指标。甲减病情较轻者血清 TT_3、FT_3 可在正常范围,而病情较重的患者上述指标会降低。TSH 目前是评估原发性甲状腺功能异常最敏感和最早期的指标。原发性甲减患者血清 TSH 首先升高,然后 TT_4 降低;仅血清 TSH 升高,而血清 TT_4、FT_4、TT_3、FT_3 均正常时,考虑为亚临床甲减;当血清 TSH 升高,并伴有 TT_4、FT_4 降低,甚至血清 TT_3、FT_3 降低,考虑为临床甲减;当出现垂体性和 / 或下丘脑性甲减时,血清中 TT_4、FT_4 降低,而 TSH 通常正常或降低。

3. 甲减对心率有什么影响

甲减患者的心率一般较原基础心率慢,多低于 60 次 /min,心电图提示窦性心动过缓,严重者可出现心悸、头晕,甚至眼前发黑等,少数患者可出现胸闷、气促等表现,需警惕心包积液

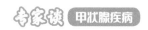

(甲减性心脏病)可能。有上述症状者需要及时就医。建议甲减患者进行心电图常规检测,必要时进行心脏超声检测。

4. 甲减对肝功能有什么影响

甲减病程越长,病情越严重,越容易导致血脂升高,甚至出现脂肪肝。少数甲减患者可出现转氨酶升高,这与黏液性水肿、甲状腺自身抗体激活等有一定关系。

5. 治疗甲减的西药有哪些

甲减患者一般需要终身口服药物进行替代治疗。目前临床主要用药是左甲状腺素(L-T$_4$)。此外,还有碘塞罗宁,它是人工合成的三碘甲状腺原氨酸(T$_3$)。动物甲状腺的干制剂即干甲状腺片,因甲状腺激素含量不稳定且T$_3$含量过高,目前临床应用较少。

6. 治疗甲减的西药可引起哪些不良反应

患者如果按照医嘱服药并监测临床和实验室指标,一般不会出现严重不良反应;如果过量服用药物,超过个体的耐受量,可能出现甲状腺功能亢进的临床症状,如心动过速、心律不齐、心悸、腹泻、体重下降,部分患者甚至出现心绞痛,还有部分患者可有失眠、汗多、情绪波动大、容易饥饿等症状,长期服用可导致骨质疏松。

7. 甲减患者日常需要忌口的食物有哪些

很多原因可能会导致甲减。一般情况下,甲减患者在日常饮食中保持碘含量在正常范围即可。如果甲减的原因是桥本甲状腺炎,建议采用低碘饮食,减少摄入海带、紫菜等含碘量较高的食物,但并非完全忌碘饮食。某些食物,如豆制品、牛奶、高纤维类食物等可能会影响药物的吸收,因此建议甲减患者在补充左甲状腺素期间,服药和进食这些食物的间隔时间保持在 4 小时以上。

8. 甲减患者日常宜多食的食物有哪些

甲减患者基础代谢率相对下降,可能存在肠蠕动减弱、消化功能不良、便秘、颜面水肿、心率偏慢等表现,在日常饮食中,建议选用含优质蛋白、高维生素、低盐、低脂肪的食物,可适当增

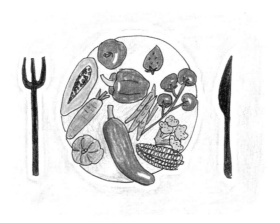

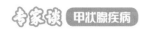

加粗纤维食品的摄入,如蔬菜、水果、全麦制品等。硒缺乏患者可多食蛋类、瘦肉、大蒜、虾仁等食物补充硒元素。

9. 甲减患者日常可以服用的中药茶饮有哪些

甲状腺功能减退主要表现为机体代谢下降,常见乏力、畏寒、水肿等阳虚为主的临床症状,中医按照不同的症状可归于"虚劳""水肿"等,因此可以选用益气健脾、温阳补肾的中药组成茶饮,用水 150～200mL 煎煮 15～20 分钟为佳。

(1)健脾补肾茶:从归脾汤化裁,选用黄芪 9g、党参 9g、龙眼肉 9g、远志 6g、黄精 6g。方中黄芪、党参、黄精健脾补肾益气,龙眼肉、远志补血宁心安神,适用于气血两虚引起心悸怔忡、乏力食少,失眠健忘的患者。

(2)补肾化痰茶:从阳和汤化裁,选用熟地 9g、补骨脂 9g、白芥子 6g、干姜 3g、甘草 6g、大枣 6 枚。方中熟地补肾益精,补骨脂补肾壮阳,干姜、甘草、大枣顾护胃气,白芥子温阳化痰,适用于肾阳亏虚引起畏寒怕冷、肢体水肿、颈前肿大的患者。

10. 甲减患者日常防治可以使用哪些穴位

甲减的治疗应重视脾肾两脏,气血不足,因此在选穴上主要从主管一身阳气的督脉、足太阳膀胱经和调节气血的任脉入手。

(1)命门、肾俞、脾俞:命门属于督脉,是元气的根本,对于一切虚证均有治疗作用。肾俞属足太阳膀胱经,有调补肾脏的功能。脾俞属足太阳膀胱经,有调补脾脏的功能。可按揉或用手掌按于以上穴位,轻轻施力,来回抹擦3～5分钟,以微微发热为佳。

(2)关元、中脘、神阙:三者均属于任脉,神阙即脐部,具有健脾和胃的作用,对腹胀、食欲减退、水肿、肾虚、月经紊乱均有治疗作用。这组穴位多选用艾灸或隔姜灸(在穴位上放一块2～3mm厚的姜片,将一壮艾炷放于姜片上灸),可以提高基础代谢率,明显缓解畏寒、水肿等症状。

(3)大椎穴、足三里:大椎穴位于三阳脉和督脉交会处,调节全身阳气。足三里位于足阳明胃经,健脾补气。时常敲击此两处可以振奋阳气,激发后天脾气。

11. 甲减患者日常防治可以使用哪些耳穴

中医认为小小的耳朵上映射了整个人体对应的穴位,而一指可覆盖多个穴位,因此揉按耳部是全身保健的好方法。甲状腺功能减退时机体代谢下降,按摩内分泌、甲状腺、三焦、脾、肾效果明显,可选用磁珠或王不留行贴于穴位,早、中、晚及睡前各捻揉或按压耳穴压豆处3～5分钟,以达到酸胀疼痛感或发红、发热为度;双耳交替贴压,每次选择单耳进行操作,2天后替换另一只耳朵。

雷 涛 张翠平 汪红平 沙雯君 夏 娟
上海中医药大学附属普陀医院

桥本甲状腺炎

桥本甲状腺炎又称自身免疫性甲状腺炎,发病原因涉及遗传、环境、自身免疫反应等。临床特征是无痛性、弥漫性甲状腺肿大,血清中存在针对甲状腺的高滴度自身抗体——甲状腺过氧化物酶抗体(TPOAb)及甲状腺球蛋白抗体(TgAb)。50%的患者最终发生甲状腺功能减退。

桥本甲状腺炎目前尚无针对病因的治疗措施。桥本甲状腺炎是人体自身免疫反应的表现,有其他自身免疫性疾病同时发生的可能,例如,研究发现桥本甲状腺炎患者体内抗胰岛素抗体、抗胃黏膜抗体等阳性率明显高于普通人群。可以认为,桥本甲状腺炎是值得关注和干预的。桥本甲状腺炎患者若出现甲状腺肿大并伴有压迫症状、甲亢、甲减、妊娠等情况,需采取不同的治疗手段。

桥本甲状腺炎是近些年获得大家关注的疾病,由于临床症状不一,大家面对桥本甲状腺炎时会有不少疑问,以下列举一些常见的问题。

1. 桥本甲状腺炎患者会出现哪些症状

桥本甲状腺炎无典型症状,但可导致甲状腺功能亢进、甲状腺功能减退或甲状腺肿大,其临床表现各不相同。桥本甲状腺炎导致甲状腺功能亢进的典型症状有手抖、怕热、乏力、多汗、心悸、情绪急躁、大便次数增加、体重减轻、目胀眼突、黏液样水肿、月经不规律等。桥本甲状腺炎导致甲状腺功能减退的典型症状有怕冷、肢肿、无精打采、情绪低落、脱发、大便次数减少、月经不规律等。桥本甲状腺炎导致甲状腺肿大的患者可有颈前部肿大,喉中梗阻或异物感。

2. 桥本甲状腺炎患者的甲状腺激素水平有什么变化

桥本甲状腺炎发展至不同时期,患者甲状腺激素水平各有不同。桥本甲状腺炎早期无甲状腺功能异常时,甲状腺激素水平表现正常;桥本甲状腺炎伴甲亢时,甲状腺激素水平升高,促甲状腺激素水平降低;桥本甲状腺炎伴甲减时,甲状腺激素水平降低,促甲状腺激素水平升高。

3. 桥本甲状腺炎患者的甲状腺抗体水平有什么变化

桥本甲状腺炎患者的甲状腺相关抗体(主要为 TPOAb 及 TgAb)水平升高,其水平变化与机体遗传、免疫情况及环境等因素相关,会发生动态变化。例如,妊娠时,母体为保护胎儿免受排斥,可出现暂时性免疫功能减弱,因此桥本甲状腺炎患者在妊娠时相关抗体会出现一过性降低,呈现为病情缓解、减轻,但在分娩后病情将会加重或复发。当机体由于各种原因出现免疫功能异常时,也可能会导致桥本甲状腺炎相关抗体的变化。

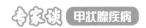

4. 桥本甲状腺炎患者超声检查可见什么变化

桥本甲状腺炎患者的甲状腺超声检查可见:患病早期甲状腺肿大,晚期甲状腺可萎缩;形态表现为弥漫性肿大,尤其是峡部增厚明显,萎缩期腺体包膜不光滑;结构表现为分布粗细不等的网格样条索状强回声结构,或从低到高回声的结节,可能随病情改善而消失,也可能有恶化风险。桥本甲状腺炎甲亢时甲状腺血流分布丰富,甚至可见"火海征",萎缩期可见血流减少。

5. 治疗桥本甲状腺炎的西药有哪些

桥本甲状腺炎是一种尚无法根治的自身免疫性疾病,一般不会自愈,亦无针对病因的西药治疗。目前针对桥本甲状腺炎的治疗对策主要是控制病情进展、改善临床症状,根据甲状腺功能正常与否,或有无相应临床症状来选择相应药物。对于甲状腺功能正常且无明显压迫症状的桥本甲状腺炎患者,只需采取低碘饮食,并定期随访甲状腺功能,不需要使用西药治疗;桥本甲状腺炎伴甲减的患者,目前临床治疗主要是应用左甲状腺素($L-T_4$)、硒制剂和糖皮质激素。大量研究认为,以上药物可以降低甲状腺抗体(TgAb、TPOAb)水平,改善临床症状及自身免疫状态。桥本甲状腺炎伴甲亢的患者应当小剂量应用抗甲状腺药物治疗,同时定期检查甲状腺功能,及时调整药物剂量。对于甲状腺肿及甲状腺结节,可酌情应用左甲状腺素治疗。桥本甲状腺炎患者出现明显的压迫症状或伴有甲状腺癌时则需选择手术治疗。

有研究发现,补硒治疗能阻止甲状腺抗体升高,减轻自身免疫炎症反应,其机制可能涉及硒代半胱氨酸的免疫增强作用。

糖皮质激素具有免疫调节作用,但临床应用于桥本甲状腺炎很少,特别是全身使用糖皮质激素的不良反应较大,停药后易复发。有人在甲状腺局部注射糖皮质激素,发现能使肿大的甲状腺缩小,使血清 TPOAb、TgAb 水平降低。

6. 治疗桥本甲状腺炎的西药可引起的不良反应

补充硒过量可能会产生毒害作用,其典型症状是凝血时间延长、脱发、指(趾)甲脱落、步态不稳和眉下皮肤发痒,少数患者可出现神经状况及牙齿损害,严重者会导致死亡。左甲状腺素如果超过个体耐受剂量服用,可能引起甲状腺功能亢进的表现,如心动过速、发热、月经紊乱、失眠、多汗、体重下降、腹泻等;对该药物成分过敏者服药后可能会发生皮肤以及呼吸道的过敏反应。

7. 桥本甲状腺炎患者日常需要忌口的食物有哪些

碘不足与碘过量均会引起甲状腺的病变,而碘过量是导致桥本甲状腺炎的重要因素之一,所以桥本甲状腺炎患者应控制碘摄入,使饮食碘含量适当,但并不需要绝对忌碘。

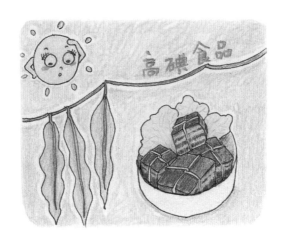

8. 桥本甲状腺炎患者日常宜多食的食物有哪些

桥本甲状腺炎患者日常不需要多食特定食物。现代研究认为,补硒可作为桥本甲状腺炎的辅助疗法,能减轻机体免疫炎性反应。含硒多的食物有猪肉、羊肉、鸭蛋、鸡肝、墨鱼、海参等。绝大多数海鲜类食品和富含高蛋白的肉类食品都具有一定的补硒效果。对于硒摄入不足地区的人群,每天补充 50～100 μg 硒能预防甲状腺疾病。

9. 桥本甲状腺炎患者日常可以服用的中药茶饮有哪些

桥本甲状腺炎属于中医"瘿病"范畴,气虚是发病的根本,外在表现为气滞、痰凝、血瘀相互搏结的本虚标实之证,病位主要在肝,并与脾、肾两脏密切相关。因此,可以选取一些具有益气健脾、培补肝肾功效的中药茶饮以达巩固疗效、持久防治的目的,常用茶饮一般有黄芪、夏枯草、玄参、党参、白术等。现代药理学研究也证实了中药对于桥本甲状腺炎的疗效。黄芪对于机体的免疫功能具有双向调节作用,对正常机体的抗体生成功能有明显促进作用,这与其补气、扶正作用密切相关;夏枯草入肝经,是治疗瘿病的要药,药理学研究也证实夏枯草对于自身免疫功能具有调节作用。

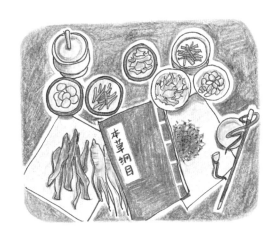

10. 桥本甲状腺炎患者日常防治穴位有哪些

刺激穴位在纠正免疫功能紊乱、调整神经内分泌与免疫系统之间的相互作用方面具有优势。根据中医病因、病机,桥本甲状腺炎患者可以通过按摩一些具有补益肝肾、健脾益气作用的穴位,如足三里、三阴交、外关、太冲、阴陵泉、列缺等,达到保健目的。足三里为多气多血的腧穴,具有补气养血、强身健体的功效;三阴交为肝、脾、肾三条脏腑经络交汇之处,能够联络肝、脾、肾三脏气血;太冲能泻肝火、疏肝气、通经络。另外,上述穴位所在的经络循行均经过甲状腺部位,可以达到"循经远取效果佳"的治疗目的。

11. 桥本甲状腺炎患者日常防治耳穴有哪些

桥本甲状腺炎患者也可以选用耳穴治疗,以理气化痰、活血化瘀、消瘿散结,同时调理脏腑功能、调节机体内分泌,可选择的耳穴包括内分泌、脾、皮质下、胃、肝、肾等。

杨 华

上海中医药大学附属龙华医院

亚急性甲状腺炎

　　亚急性甲状腺炎是一种自限性疾病。本病起病较急,临床上以发热,甲状腺疼痛、肿大为主要特征。发病主要集中在30～50岁的女性,男女患者比例约为1∶4。

　　本病发病机制尚不明确,多认为与病毒感染、免疫、遗传等因素有关。多数患者于上呼吸道感染后发病,患者血清中某些病毒(包括柯萨奇病毒、腺病毒、流行性感冒病毒、腮腺炎病毒等)抗体滴度升高。一些患者可能存在自身免疫异常,对病毒存在易感性,所以本病的病因不能完全以病毒感染解释。

　　本病甲状腺组织可见滤泡破坏,中性粒细胞可浸润到被破坏的滤泡内,形成微小脓肿。组织细胞和多核巨细胞包绕滤泡,形成肉芽肿是本病的独特病理表现。由于甲状腺组织中独特的炎症变化,亚急性甲状腺炎也被认为是甲状腺乳头状癌发展的危险因素。

　　甲状腺滤泡上皮细胞的破坏及滤泡完整性的丧失使已经生成的甲状腺素释放入血,血清中 T_4 及 T_3 升高,放射性碘摄取率减低,临床上会产生一过性甲状腺功能亢进的表现。

　　目前对于亚急性甲状腺炎的治疗主要从缓解疼痛、减轻炎症反应入手。对于病情较轻的患者,可给予非甾体抗炎药治疗;如果患者全身症状重,应给予糖皮质激素治疗。目前糖皮质激素治疗的方法除了口服,也可以采用 B 超引导下甲状腺区局部注射。糖皮质激素治疗虽然可以迅速缓解疼痛、发热等症状,但如果长期使用糖皮质激素,不良反应多,且停药后易复发。

针对目前亚急性甲状腺炎的诊断和治疗,下面列举了几个常见的问题来做讨论解答。

1. 亚急性甲状腺炎患者会出现哪些症状

亚急性甲状腺炎发病多与病毒感染有关,因此患者在发病前 1～3 周常有咳嗽、流涕、鼻塞等上呼吸道感染的症状。上呼吸道感染前驱症状有肌肉关节疼痛、疲惫、咽痛及轻至中度发热,少数患者高热达 40℃,发热在发病 3～4 天达高峰,1 周左右消退。

亚急性甲状腺炎发病常经历急性发作期、缓解期和恢复期 3 个阶段。在急性发作期,患者往往症状较明显,局部可有甲状腺轻、中度肿大,多为不对称性,先累及一侧,然后扩大或转移到另一侧,或始终限于一侧,有明显触痛,常伴有颈部转移性疼痛,也常出现向颌下、耳后、咽喉、枕、胸背部等处的放射性疼痛,咀嚼及吞咽时疼痛加重。疼痛多较剧烈,有时难以忍受,少数为隐痛,有时会被误认为咽喉炎。多数患者可见甲状腺局部质地较硬,伴有结节,但局部无皮肤红肿。除局部表现外,由于存在炎症反应,往往也会出现全身症状,如全身乏力、肌肉关节酸痛,或伴有食欲减退、发热(多为低热,少数患者也可出现高热,通常发生在下午和晚上,早上热退)等表现。甲状腺的炎症反应多累及甲状腺实质,影响其功能,因此多伴有甲状腺激素变化,即甲状腺功能异常,表现出心悸、多汗、体重减轻、不安等甲亢症状。亚急性甲状腺炎发病迁延2～6个月,进入缓解期。此时,炎症反应逐渐消退,全身各症状减轻,甲状腺局部肿痛得到缓解,部分患者可能出现甲减,表现为疲惫、情绪低落、便秘等。最后进入恢复期,此时临床症状消失,甲状腺肿痛基本缓解,可完全消退,部分患者可遗留轻度甲状腺肿或较小结节。

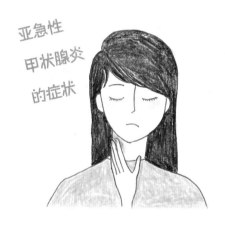

亚急性甲状腺炎的症状

2. 亚急性甲状腺炎的发生与哪些因素有关

亚急性甲状腺炎的具体病因尚不明确。亚急性甲状腺炎多继发于病毒(如柯萨奇病毒、流行性感冒病毒、腺病毒等)感染,常在上呼吸道感染后1～3周发生甲状腺变态反应。发病时,患者血清中某些病毒的抗体滴度升高。

本病患者主要为30～50岁的青中年女性,夏秋季节多见。除病毒感染外,本病一定程度上与遗传基因有关,人类白细胞抗原(human leucocyte antigen,HLA)B35 阳性是高危因素之一。患者感染病毒发病,其本质是自身免疫功能下降,正气亏虚不能抵御外邪,感邪发而为病。从中医角度分析,本病的实质属于本虚标实,其病因多分为以下几种:①起居失宜,饮食不慎,外感风热毒邪,侵袭肺卫,卫外不固,邪气入里化热或入于血分,血热壅结颈前,阻滞气机而发病;或热毒伤津,炼液成痰,痰阻气滞,血行不利,气郁热结,瘀阻经络,经气运行不畅发病。②素体肾精亏虚,或久病耗伤,正气不足于内,无以抵御邪气,春夏之季新感外邪又引动伏邪,内外合邪而致病。③情志不舒,肝气郁结,肝经循喉,故甲状腺与肝密切相关。肝气郁结,气滞血瘀,瘀血停留,壅遏不散,日久郁而化热,热灼津液,聚津为痰,痰热互结于颈前,发为本病。"热毒"为本病急性发作期的主要病理因素。

3. 亚急性甲状腺炎患者的甲状腺激素水平有什么变化

亚急性甲状腺炎是与病毒感染有关的甲状腺局部炎症,炎症反应逐渐浸润甲状腺组织,并影响甲状腺功能,出现甲状腺激素水平的变化。

在此过程中,急性发作期的甲状腺组织变态反应较为剧烈,对甲状腺功能及激素水平影响较大,可出现血清促甲状腺激素(TSH)降低,三碘甲状腺原氨酸(T_3)、甲状腺素(T_4)升高,呈现一过性甲亢的激素谱表现。同时,还会出现如甲状腺摄碘率下降,与甲状腺激素呈分离现象,红细胞沉降率(erythrocyte sedimentation rate,ESR)明显增快,往往大于 50mm/h。近年发现,10%～20% 的患者在亚急性甲状腺炎的急性发作期,血液中存在 TSH 受体抗体(TRAb)、甲状腺过氧化物酶抗体(TPOAb)和甲状腺球蛋白抗体(TgAb),这可能是由于病毒感染导致甲状腺被破坏而产生的继发现象。

在缓解期,患者甲状腺内储存的甲状腺激素已被大量消耗,此时患者的甲状腺功能因甲状腺滤泡细胞遭到破坏尚未恢复,因而会出现甲减的表现。甲状腺激素水平往往会降低,TSH则升高。最后,在恢复期,TSH、T_3、T_4 一般均在正常水平,ESR无异常或仅轻度增高。

另外,由于炎症反应的存在,在血常规中还可见到白细胞计数正常或稍高,中性粒细胞或淋巴细胞增多,C 反应蛋白在急性期常显著升高,免疫球蛋白可明显高于正常值。

4. 亚急性甲状腺炎患者甲状腺超声检查可见什么变化

彩色多普勒超声对于亚急性甲状腺炎的诊断及鉴别诊断具有重要意义。

在亚急性甲状腺炎发病早期,患者甲状腺滤泡细胞开始有不同程度的破坏,受累滤泡细胞中淋巴细胞和多形核白细胞浸润,胶质逐渐减少或消失,并有多核巨细胞出现,肉芽组织形成,随后出现轻重不一的纤维化。最后病变逐渐恢复,滤泡细胞开始再生,一般均能恢复至正常甲状腺结构。因此在亚急性甲状腺炎急性发作期,多普勒超声检查可观察到以下较为典型的表现:①甲状腺的轮廓较为清晰,体积偏大,为轻度到中度(可为正常甲状腺的 2～3 倍),多呈弥漫性,大部分患者甲状腺呈对称性肿大,也可呈不对称性,即病变一侧肿,也有小部分患者甲状腺变化不甚明显。②甲状腺可出现单个或多个片状低回声（散在灰白色病灶），病灶边缘不规则,边界较模糊。腺体内部的回声不均匀,从周围向中心回声逐渐减弱,无占位效应,部分患者无回声。这可能与甲状腺病变区域腺体肿胀等相关。③彩色多普勒血流成像（color Doppler flow imaging,CDFI）显示:正常腺体组织内部无明显血流变化,病灶内部无明显血流信号或呈现轻度星点状血流信号,病灶周围血流相对丰富。病灶的血管为自然走向,无明显受压或弯曲绕行的血管。

超声检查随访最好由同一位超声医师进行,重点分析描述每个病变的轮廓、回声、钙化、边界、形态和血供等特征,在随访过程中关注病灶的变化情况。

5. 亚急性甲状腺炎患者日常需要忌口的食物有哪些

亚急性甲状腺炎急性发作期,患者处于一种免疫紊乱状态,因此,应尽量避免食用辛辣刺激食物。同时,也需少食竹笋、咖喱、菠萝等易过敏食物。

生活中有许多含碘的食物,尤其是海鲜类（如藻类、海鱼、虾蟹、贝壳类等）,也有其他来源,如加碘盐等。中国营养学会建议成人每天摄入碘的推荐剂量为 $100\mu g$ 左右。处于甲亢阶段的亚急性甲状腺炎患者需要严格限制食用海带、紫菜、龙虾等含碘高的食品。

一些可引起甲状腺肿的食物也是亚急性甲状腺炎患者需要注意的,最常见的就是十字花科类蔬菜和豆制品。十字花科类蔬菜,如花菜、西蓝花、卷心菜等,富含硫代葡萄糖苷等物质,会干扰甲状腺激素合成,长期过量食用会导致或加剧甲状腺功能减退。豆制品,如豆腐、豆浆、酱油等,含有大豆异黄酮,可抑制甲状腺过氧化物酶,亦可影响甲状腺激素合成。

同时,亚急性甲状腺炎患者在饮食方面需要注意减少肠道刺激,戒烟、限酒,忌辛辣刺激性食物,如葱、姜、蒜、花椒等,忌油炸、烧烤以及奶油、动物内脏等高热量和高脂食物,在烹饪上也需要注意少调料、少油。

适度均衡饮食是每一位亚急性甲状腺炎患者或健康人都应该做到的。

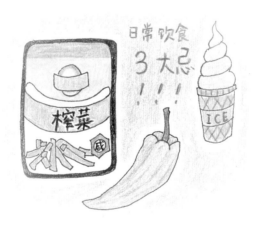

6. 亚急性甲状腺炎患者日常宜多食的食物有哪些

亚急性甲状腺炎患者除了需要忌口一些饮食外,也需要根据身体状态适当调整饮食。

在亚急性甲状腺炎发病过程中,由于炎症反应的影响,患者的甲状腺激素水平会出现波动。急性发作期患者会出现一过性甲亢,代谢水平升高,耗能增加,因此需要注意多食用富含高热量、高维生素、优质蛋白和糖类的食物,多补充水分,鼓励食用纤维含量高的蔬菜和水果,如芹菜、苹果、柚子等,保持营养均衡。

到了缓解期,患者甲状腺内储存的甲状腺激素已被大量消耗,甲状腺功能尚未恢复,甲状腺摄取碘以及合成甲状腺激素的能力不足,而出现甲减。故此时改为低热量、低脂饮食,以适应低代谢时的能量平衡,但仍以高维生素、蛋白质丰富的饮食为主。适当进食含有膳食纤维的食物,多进食新鲜的蔬菜和水果,多饮水,避免便秘。在甲减期,可适当增加含碘食物摄入,为甲状腺激素合成准备原料。

在整个亚急性甲状腺炎发病过程中,饮食要以清淡为主,在保证新鲜果蔬基础上,适当摄入肉类,但注意不可多食肥肉以避免摄入过多脂肪和胆固醇,最好多吃鱼类,可在补充蛋白质的

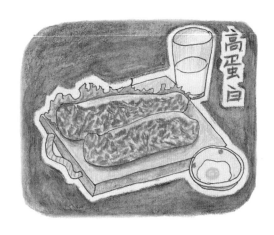

同时增加磷脂的摄入。优质蛋白是亚急性甲状腺炎患者必不可少的,氨基酸是合成蛋白质的主要成分,因此需要及时补充氨基酸以保证体内蛋白质的供应,如适当食用鸡蛋白、鸡胸肉等。

7. 亚急性甲状腺炎患者日常可以服用的药膳茶饮有哪些

夏枯草是一味治疗甲状腺疾病的传统中药材,古籍中记载了许多涉及夏枯草的中药方,具有清肝、泻火、明目、散结消肿之功效,用于治疗火热内蕴所致的甲状腺肿大等疾病。现代研究也证实夏枯草含有的化学成分主要包括三萜及其苷类、苯丙素类、甾醇及其苷类、挥发油及糖类等多种生物活性物质,所以夏枯草治疗亚急性甲状腺炎时,在退热,消肿止痛,降低 FT_3、FT_4 和 ESR 水平方面有显著优势;另外夏枯草中所含化学成分具有抗病毒、抗肿瘤、降糖及降压等药理作用。因此,夏枯草泡茶饮在治疗甲状腺疾病中疗效颇佳,但需注意夏枯草的来源和炮制。

此外,根据亚急性甲状腺炎发病的不同阶段,可配合服用一些简单的药膳茶饮。

急性发作期:全身炎症反应症状明显,或伴有甲亢症状,可用菊花、金银花等清热解毒之品泡水,或用绿豆、银花煮稀粥,也可食用白萝卜汁、生橄榄汁等;另外蒲公英、板蓝根、苦地丁、黄芩亦可以用于茶饮,可发挥良好的清热消毒、抗炎消肿效果,能够有效控制亚急性甲状腺炎患者炎症因子水平,且具有良好的抗病毒效果。同时,可以调节患者的免疫系统,加速改善临床症状,获得更好的疗效,且治疗安全性高。

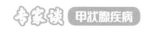

缓解期:正气在抵御外邪后有所亏虚,患者出现疲惫、怕冷、食欲减退等症状,可以人参、黄芪等补益之品泡水饮用。现代研究显示,人参中的主要活性成分为人参皂苷,能够通过调节免疫功能来保护甲状腺组织。另外服用薏仁米、党参、生黄芪为原料的参芪薏仁粥,或以黄芪炖鸡肉,可以帮助患者恢复机体抵抗力及巩固临床疗效。

恢复期(疾病后期):可适当服用海带汤,以山楂代茶饮,帮助甲状腺功能恢复。

8. 亚急性甲状腺炎患者日常防治可以使用哪些穴位

大多医家认为亚急性甲状腺炎的发病与外感风热邪毒、正气亏虚引动伏邪、肝失疏泄等密切相关。针刺主要通过围刺法或循经取穴的方法施治。根据中医辨证论治理论,发病早期取穴主要在肝、胃二经,如太冲、足三里、阳陵泉等穴位,达到清肝泻火、活血散结的作用;而后期主要从心、脾、肾经入手,取内关、神门、三阴交、肾俞等穴位,补益心脾、温肾助阳。另外,艾灸具有通经活络、消肿散结的功效,如通过隔物灸(如隔姜灸)等方法作用于阿是穴、足三里、关元、气海等穴位,调和局部及全身气血经络,也可起到调节全身免疫功能的作用。

亚急性甲状腺炎患者,尤其在发病后期,正气亏虚,可通过艾灸、穴位按摩等刺激相关穴位起到培补正气、调和气血的作用,以改善全身症状,帮助恢复甲状腺功能。足三里有补虚强壮的作用,为保健要穴;三阴交可调补肝、脾、肾三经气血,对治疗内分泌失调效果显著;关元作为小肠募穴,有培补元气、回阳固脱之功效;气海利下焦、补元气、行气散滞;血海是生血和活血化瘀的要穴。在日常生活中,患者可使用艾条进行艾灸,每次施灸 15～30 分钟;或可用手指的指腹部位按压,通常采用示指、中指、无名指三根手指头,每穴按摩 2～3 分钟,以激发人体经络之气,达到通经活络、调整功能、祛邪扶正的目的。

9. **亚急性甲状腺炎患者日常防治可以使用哪些耳穴**

中医学认为,全身宗脉都汇聚于耳,耳朵上的穴位可反映脏腑功能、气血津液等,通过按压、放血等方式刺激耳部穴位可起到疏通经络、调和气血的功效。研究表明,刺激耳部穴位对头痛、痛经等痛证,以及失眠等病证均有明显缓解作用。这些症状也是亚急性甲状腺炎的常见表现,因此,耳穴治疗有益于亚急性甲状腺炎的防治。

关于瘿病发病累及的脏腑及症状,医家各有见解,中医辨证论治无外乎热毒壅盛、肝郁蕴热、阳虚湿困等证,治疗多从肝、心、脾经入手,病邪以气滞、内热、湿阻为主。因此,在耳穴的选取上,多选取甲状腺、肝、心、脾、三焦、内分泌、神门等穴位,具有疏肝理气、镇静安神、通经活络、调和气血的作用,可调节内环境稳态,帮助甲状腺功能恢复。

操作方法:局部选取穴位后,用 75% 医用乙醇(酒精)消毒局部皮肤,待皮肤干燥后将内置王不留行籽或磁珠的胶布(约 5mm×5mm 大小)固定于所选穴位处,用拇指及示指按压耳穴,由轻到重,按压程度以自身耐受程度为准,每天可在每个穴位上按压 3～4 次,每次持续 5 分钟为宜。4～5 天后可更换 1 次,5 次为 1 个疗程,两侧耳朵交替治疗。一般可持续 1～3 个疗程,以疼痛消失为宜。

陶 枫 陈 易

上海中医药大学附属中医医院

孕产妇甲状腺疾病

甲状腺是人体非常重要的内分泌腺体,其分泌的甲状腺激素参与人体的生长发育,尤其对神经系统的发育和骨骼生长至关重要。胚胎、下丘脑和垂体分泌的部分激素会影响正常妊娠期女性的甲状腺功能,但这些变化在妊娠期结束后会恢复正常。孕产妇对甲状腺激素的需求量明显增加,如果甲状腺不能适应这一过程,增加激素的分泌量,机体的内分泌系统就会进行自身调节,脑垂体会增加促甲状腺激素的分泌,继而引起甲状腺肿大以增加激素分泌量,因此原有甲状腺疾病的女性妊娠后可能出现病情加重。与此同时,妊娠期女性甲状腺激素分泌异常可增加早产、流产、死产、胎儿生长受限、胎儿和新生儿甲状腺异常以及滋养细胞疾病的风险。因此,在妊娠期和产后密切监测和评价甲状腺功能对患有甲状腺疾病的孕产妇尤为重要。

孕产妇对于甲状腺疾病可能会有不少疑问,以下列举出一些常见问题。

1. 妊娠后是否要补充碘,如何补充,是不是越多越好

妊娠后,由于母体和胎儿发育的需要,碘的需求量也会显著增加。通过正常饮食每天可摄入约 $100\,\mu g$ 碘,不能达到妊娠

期所需剂量,因此需要额外适当补充碘剂(约 150 μg)。补碘形式以碘化钾为宜(或者含有相同剂量碘化钾的复合维生素)。还可通过花菜、芹菜、海带、海藻、昆布、夏枯草、桔梗等含碘量高的食物或中药补碘。但是,每天摄碘量超过 500 μg 会影响胎儿正常脑发育,因此不建议大量补碘。

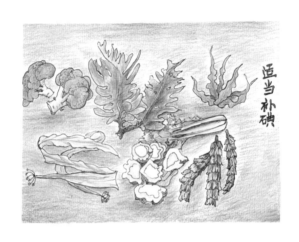

2. 亚急性甲状腺炎患者能否妊娠,中医能否调理

亚急性甲状腺炎患者若病情未完全得到有效控制,在服药期间,不建议妊娠,可在病情得到控制、激素停用 1 个月以上考虑备孕。因为在病情未得到有效控制的阶段,机体会释放大量炎症因子,对孕妇和胎儿均有不良影响,轻者引起孕妇不适,重者造成胎儿生长发育受损甚至畸形。中医对亚急性甲状腺炎有肝胆蕴热、气滞化火、阴虚内热、气滞血瘀等辨证分型,根据不同证型可采用龙胆泻肝汤、导痰汤合藻药散、清骨散、海藻玉壶汤

等基础方加减进行辨证论治,以减轻服用激素对胎儿产生的潜在不良影响。

3. 妊娠期间体检发现甲状腺结节怎么办

对于初步检查不能明确性质,甲状腺结节直径在 10mm 以上者,若甲状腺结节为甲状腺影像报告和数据系统(thyroid imaging reporting and data system,TI-RADS)3 级及 3 级以下者,良性可能性大,可以延迟至产后行穿刺或手术,诊疗过程中不建议进行甲状腺核素扫描。妊娠不会提高甲状腺结节转变为甲状腺癌的风险,若伴有甲减可以用左甲状腺素治疗,控制血清 TSH 在 0.1～1.5mIU/L,每 3 个月做一次 B 超检查。如果甲状腺结节持续增大,可以考虑在妊娠中期进行手术治疗。

4. 妊娠期出现心悸、多汗等症状怎么办,中医如何认识

妊娠前无症状,仅在妊娠期出现心悸、多汗等症状者,首先应及时就诊,进行甲状腺激素水平检测,以明确诊断。格雷夫斯病和妊娠甲亢综合征(syndrome of gestational hyperthyroidism,SGH)均会出现上述临床表现。格雷夫斯病甲亢期除上述症状外,还会出现眼征及促甲状腺激素受体抗体(TRAb)、甲状腺过氧化物酶抗体(TPOAb)阳性;若甲状腺激素水平正常或血清 FT_4 和 TT_4 升高,TSH 降低,甲状腺自身抗体阴性,主要考虑妊娠甲亢综合征(SGH),30%～60%妊娠剧吐者发生 SGH,与妊娠期激素分泌增多过度刺激甲状腺激素分泌有关。中医将这些症

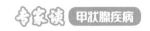

状归属于阴虚、血虚等证候。中医基础理论认为妊娠时期,机体内的阴血较正常状态时更多地下注冲任,以满足胎儿孕育所需营养,故人体会出现阴血不足、肝气偏盛的生理状态,该表现属于机体正常生理反应,日常生活中可选用生地、石斛、玫瑰花、西洋参等代茶饮益气养阴、疏肝理气。若汗多明显者,可用太子参、黄芪代茶饮益气敛汗;若焦虑、失眠明显者,可用莲心、合欢花、佛手代茶饮清心安神。

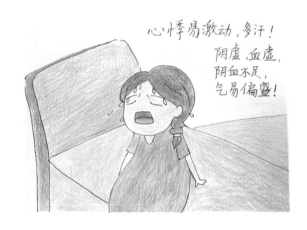

5. 甲亢患者可以妊娠吗

甲亢患者在病情没有得到平稳控制的情况下不建议妊娠,在临床症状缓解、停药后,或使用小剂量抗甲状腺药物可以维持血清 T_3、T_4、FT_3、FT_4 在正常范围时,可以考虑妊娠。如果在妊娠期体检发现甲亢,未合并严重并发症者可继续妊娠,结合甲状腺激素水平,如需药物治疗,需遵医嘱服药。甲亢合并妊娠治疗目标是使用最小有效剂量药物,控制血清 FT_4 在正常范围内。因此,妊娠期间要定期(每2~4周)监测甲状腺功能,后期可延长至4~6周;同时应监测胎儿发育情况。

6. 甲减患者什么情况下可以备孕,中医如何调理

甲减患者通过药物治疗使甲状腺激素水平达到正常范围后,可考虑备孕。具体治疗目标是血清 TSH 0.1~2.5mIU/L,理想目标为血清 TSH 0.1~1.5mIU/L。该控制目标可大幅度降低妊娠早期发生甲减的风险,对母体和胎儿正常发育至关重要的作用。中医认为甲减属于"虚劳""五迟"等范畴,多有肝肾两虚、气血不足、阴阳俱虚等证候,在治疗上可采取补益肝肾、补气养血、阴阳双补的治法,采用熟地、当归、白芍、柴胡、肉桂等中药补益肝肾,或当归补血汤补益气血,或补天大造丸阴阳并补,以降低妊娠期甲减的风险。

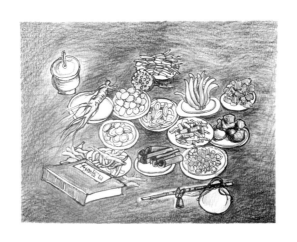

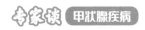

7. 产后甲状腺出现疼痛、肿大是什么原因,该怎么办

这种情况可能是由产后甲状腺炎(postpartum thyroiditis, PPT)引起,多见于妊娠初期 TPOAb 阳性妇女,发生率可达 30%~50%。甲减期可以给予左甲状腺素(L-T$_4$)治疗。约 20% 的 PPT 可以发展为永久性甲减,因此定期复查甲状腺激素水平至关重要。中医认为,妇女产后多虚多瘀,由于产程中消耗气血,故易外感六淫之邪,治疗应辨证施治。风热犯表者,治宜疏风解表、清热解毒;肝郁化火者,治宜疏肝解郁、清肝泻火;阴虚阳亢者,治宜滋阴潜阳;痰瘀互结者,治宜活血祛瘀、化痰散结;脾肾阳虚者,治宜温补脾肾、利水消肿。常用方有疏风清热汤、丹栀逍遥丸、六味地黄丸、涤痰丸、右归丸和参苓白术丸等。

殷佩浩　石晓兰　蔡　杰　冯　雯
顾新刚　罗家祺　李　哲
上海中医药大学附属普陀医院

甲状腺结节

甲状腺结节是隐藏于甲状腺内的占位性病灶,是较为常见的内分泌系统疾病之一,指机体在各种病因长期作用下,甲状腺组织内出现一个或多个组织结构异常的团块。甲状腺结节可见于多种甲状腺疾病,如缺碘性甲状腺肿、甲状腺退行性变、亚急性甲状腺炎、桥本甲状腺炎、甲状腺良恶性肿瘤等。甲状腺结节既可表现为孤立性结节,也可表现为腺体内多发结节。临床触诊发现的甲状腺结节为甲状腺区域内扪及的、随吞咽活动的肿块。甲状腺结节在超声检查下显示为甲状腺腺体内局灶性回声异常的区域。

甲状腺结节发病率高,并且随着影像学检查方法及技术不断提高,甲状腺结节的检出率大大提升。研究数据提示,近年来甲状腺结节的患病率呈上升趋势,在碘充足地区甲状腺结节的发病率约为 4.14%,老年人和育龄妇女发病率可高达 5%。

大多数甲状腺结节患者没有临床症状,如果甲状腺结节合并有甲状腺功能变化或甲状腺结节压迫周围组织时,可以出现气促、吞咽困难、声音嘶哑等临床症状。由于 5%～15% 的甲状腺结节为恶性结节(甲状腺癌),因此早发现、早诊断及防治甲状腺结节非常重要。高分辨率超声是目前评估甲状腺结节的首选方法,结合甲状腺功能、细针穿刺抽吸活检(fine needle aspiration

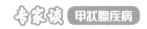

biopsy,FNAB）等方法，可明确甲状腺结节性质，以便采取不同的治疗手段。

以下简要列举了一些与甲状腺结节疾病相关的问题。

1. 甲状腺结节患者会出现哪些症状

大多数甲状腺结节患者没有任何临床症状，而且是在常规健康体检或因其他疾病就医检查时发现患此病。但是，当甲状腺结节合并有甲状腺功能异常或压迫周围组织时，患者会表现出相应的临床症状。

甲状腺结节合并甲亢时，患者会出现烦躁、易怒、心悸、失眠、怕热、多汗、食欲亢进、体重减轻等，部分病程长的患者会出现突眼表现。

甲状腺结节合并有甲减时，患者可表现为怕冷、乏力、嗜睡、反应迟钝、少言寡语、皮肤干燥、毛发脱落等，一些患者还会出现月经失调、性功能减退。

甲状腺结节压迫周围组织时，患者可能出现气促、呼吸困难、吞咽困难、声音嘶哑、饮水呛咳、咽喉部异物感等临床症状。甲状腺结节发生囊内自发性出血时，甲状腺结节短期内明显增大，结节对周围组织的压迫加重，咽喉部异物感和压迫感更加明显，局部还可能出现疼痛。

2. 甲状腺结节患者的甲状腺激素水平会有什么变化呢

临床触诊或超声检查发现甲状腺结节，均需要对患者开展血清促甲状腺激素(TSH)和甲状腺激素检测。既往 TSH 和甲状腺激素检测结果显示,大多数甲状腺结节患者 TSH 及甲状腺激素水平处于正常范围。有部分甲状腺结节患者的血清甲状腺激素水平升高,同时伴有血清 TSH 降低,若进一步给予甲状腺 ^{131}I 或 ^{99m}Tc 核素显像检查,结果提示该甲状腺结节具有自主摄取功能,则考虑为甲状腺自主高功能腺瘤。有研究表明,甲状腺结节患者 TSH 水平与甲状腺结节的良恶性有一定相关性,TSH 水平低于正常值的甲状腺结节患者,甲状腺结节恶性的比例低于 TSH 水平正常和升高者。

3. 甲状腺结节患者超声检查可见哪些特征性表现

高分辨率超声是评估甲状腺结节的首选检查方法。在甲状腺结节的诊断过程中,超声是敏感性最高的检查方法,可以观察甲状腺结节的位置、形状、大小、边界、包膜、钙化、内部结构(囊性或实性)、回声和血流状态及与周围组织关系等。甲状腺结节的超声显像有以下表现:

(1)纯囊性结节:结节完全呈囊性表现,包膜完整,内部为无回声暗区。

(2)海绵样结节:结节由多个小囊泡组成,所有小囊泡占据整个结节 50% 以上的体积。

(3)实性结节:结节表现为实性,可以表现为低回声、中回声或高回声,结节边缘可以表现为光滑、规则,也可表现为形态和边缘不规则,结节可以伴有微钙化。

(4)囊实性结节:既有实性结节部分,又兼有囊性结节部分。实性结节部分可以表现为低回声、中回声或高回声,实性部分不偏心或部分偏心,实性结节可伴微钙化,边缘规则或呈不规则的分叶状、毛刺状。

4. **甲状腺结节伴有甲状腺弥漫性病变是怎么回事**

甲状腺弥漫性病变是甲状腺功能紊乱的超声表现,多种甲状腺疾病均可导致甲状腺弥漫性病变。根据甲状腺病灶的内部回声、边界清晰度、形态、血流分布以及钙化等情况,可以对弥漫性病变类型进行判断。部分甲状腺弥漫性病变患者腺体内出现甲状腺结节,临床上引起此类表现的疾病主要包括结节性甲状腺肿、桥本甲状腺炎、毒性弥漫性甲状腺肿(格雷夫斯病)、甲状腺癌等,对此类甲状腺结节需要密切随访。

5. **甲状腺结节的彩超分类是怎么回事**

高分辨率超声检查是评估甲状腺结节的首选方法。《2020甲状腺结节超声恶性危险分层中国指南》(C-TIRADS)根据 B 超检查对甲状腺结节成分、回声、形态、边缘、强回声等方面的综合评估,制定出甲状腺的彩超分类,即 TI-RADS 分类标准(普通甲状腺病理学 TI-RADS 1～6 类,结节 TI-RADS 2～6 类)。

TI-RADS 1 类:正常甲状腺。

TI-RADS 2 类:良性(恶性率 0)。

TI-RADS 3 类:良性结节可能(恶性率＜2%)。

TI-RADS 4 类:可疑结节,亚组可分 4a(恶性率 2%～10%)、

4b（恶性率 10%～50%）、4c（恶性率 50%～90%）。

TI-RADS 5 类：恶性结节可能（恶性率＞90%）。

TI-RADS 6 类：分型包括活组织检查证明的恶性结节。

6. 对不同分级的甲状腺结节该怎么办

甲状腺结节分级是通过分析甲状腺病灶影像学表现与甲状腺恶性疾病相关性得出危险度，并非确诊方法。根据对风险组的定义，建议：TI-RADS 2 类（良性结果），患者不需行甲状腺细针穿刺活检（FNAB），但需每 6～12 个月随访；TI-RADS 3 类患者应密切随访，若临床允许，一些患者需行 FNAB，若 FNAB 检查无诊断结果，在随访期间结节增长明显，需再次行 FNAB；TI-RADS 4 类和 TI-RADS 5 类的结节要行活检，必要时需手术治疗。

7. 甲状腺穿刺是怎么回事

为了明确甲状腺结节的病理特征，提供临床诊疗的依据，部分甲状腺结节患者需要接受甲状腺穿刺术，即选用细针，在触诊或超声引导下，穿刺甲状腺结节病灶，抽吸获取结节细胞成分，通过细胞学诊断来判断目标病灶性质。FNAB 可分为细针抽吸活检和无负压细针活检，现推荐在超声引导下细针抽吸活检（ultrasound-guided fine needle aspiration biopsy，US-FNAB），此法既可精确定位穿刺目标，提高取材成功率，也能够在进针过程中保护重要的血管及周围组织，减少周围组织损伤和术后血肿等并发症。

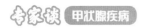

8. *所有甲状腺结节都要做穿刺吗*

穿刺是为了明确甲状腺结节的病理性质,通过术前 FNAB,可以减少一些不必要的甲状腺结节手术,还可以帮助医师制订合适的手术方案。但并不是所有甲状腺结节均需进行穿刺。

一般情况下,结节直径 < 5mm 者,定期做 B 超检查,随访观察,不进行 FNAB;结节直径为 5 ~ 10mm,伴有恶性超声特征,如细小钙化、包膜不完整、内部血流丰富、纵横比 > 1,或有颈部淋巴结肿大和甲状腺体外侵犯时,需要行 FNAB;结节直径 > 10mm,超声风险评估提示为超高风险的病变,应行 FNAB;结节直径 > 20mm,超声风险评估为中等风险以上结节,应行 FNAB;B 超显示结节呈海绵样改变或结节囊性成分 > 50%,结节直径 ≥ 20mm 或结节具有进行性增大的趋势,应行 FNAB;如果甲状腺结节生长部位靠近甲状腺包膜或邻近气管,同时患者颈部伴有可疑的淋巴结肿大、声音嘶哑、饮水呛咳等症状时,应该行 FNAB。

对既往有甲状腺癌病史或甲状腺癌家族史的患者,明确甲状腺结节性质、加强甲状腺结节随访监测更为重要,甲状腺结节穿刺的指征同上述。

9. *甲状腺穿刺痛不痛*

在进行甲状腺穿刺前,医师会对患者皮肤至甲状腺包膜处进行局部麻醉。甲状腺穿刺针多选用细针,所以穿刺时大多数患者痛感不明显,仅部分患者进针时有轻微疼痛或放射痛,但均可以耐受,穿刺结束后疼痛也会逐渐消失。所以,接受甲状腺穿刺的患者,一定要放松心情,配合医师,不必过度焦虑与紧张,相信在医患双方良好配合下,穿刺肯定能够顺利完成。

10. 如何辨别甲状腺结节是良性还是恶性

甲状腺结节是临床常见的内分泌疾病,对正常人群进行筛查,通过甲状腺触诊的检出率仅为 3%~7%,而高分辨率超声对甲状腺结节的检出率高达 20%~76%。对甲状腺结节患者进一步检查发现,5%~15% 的甲状腺结节为甲状腺癌。如何采取有效方法评估甲状腺结节的良恶性呢? 通常来说,临床上是通过以下方法综合判断甲状腺结节的良恶性。

(1)患者年龄:患者年龄与甲状腺结节良恶性有密切相关性,儿童甲状腺单发结节恶性病变的可能性更大。有文献统计发现,14 岁以下儿童的单发结节,20% 可能为恶性病灶。因此,临床上应重视对儿童甲状腺结节的综合评估及监测随访,做好患者病史采集、甲状腺专科触诊,完成甲状腺激素检测、甲状腺影像学检查和细针穿刺抽吸活检(FNAB)。儿童甲状腺结节良恶性评估方法、评估流程与成年患者的评估标准基本相同。

(2)超声检查:目前,高分辨率超声仍是对甲状腺结节诊断及良恶性评估中最敏感、最准确的无创性检查方法。通过超声扫描可确定结节的数量及位置,测量结节的大小,评估甲状腺结节的质地(实性或囊性),观察甲状腺结节的形状、边界、包膜情况,还可以对结节的钙化、血供及与周围组织的关系进行评估。

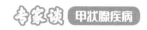

在对甲状腺进行超声检查的同时,还可以评估颈部淋巴结的情况,探测颈部淋巴结的大小、形态和结构等特点。根据既往对甲状腺结节超声特征的研究,可以对甲状腺结节进行超声恶性风险分层,按照恶性风险由低到高分为良性结节、极低度可疑恶性、低度可疑恶性、中度可疑恶性、高度可疑恶性。临床根据超声风险分层对甲状腺结节选择不同的治疗方法。

(3)细针穿刺抽吸活检(FNAB):目前,通过 FNAB 诊断甲状腺癌的敏感度为 83%(65%～98%),特异度为 92%(72%～100%),阳性预测率为 75%(50%～96%)。当然,FNAB 作为一种有创的检查,存在一定的并发症,其中最多见的就是甲状腺出血。此外,须注意的是,FNAB 不能区分甲状腺滤泡状癌和滤泡细胞腺瘤。应按照 FNAB 适应证规范合理地开展检查。

FNAB 是一种评估甲状腺结节良恶性敏感度高、特异性强的检查方法,操作上选用细针穿刺甲状腺结节,获取组织细胞,进行病理学检查。现有两种 FNAB 操作方式,常规触诊下 FNAB 和超声引导下 FNAB。在超声引导下进行 FNAB 操作,甲状腺结节的取材成功率和病理诊断准确性更高。在对甲状腺结节穿刺活检时,为了提高对甲状腺结节组织取材的成功率和准确性,可对同一结节的多个部位反复穿刺取材,也可在超声下行可疑征象部位取材。对囊实性结节进行取材时,一般对结节实性部位取材,同时进行抽吸囊液进行细胞学检查。

11. 良性甲状腺结节会恶性病变吗

良性甲状腺结节主要指结节性甲状腺肿、局灶性甲状腺炎、术后甲状腺增生、甲状腺囊性病变、甲状腺腺瘤相关良性疾病导致甲状腺出现组织结构异常的团块。有些良性甲状腺结节疾病，如结节性甲状腺肿，可能会发生癌变。因此，确诊为良性结节者仍然需要密切观察、定期随访。如果超声检查发现短期内结节明显增大，或结节出现恶性超声征象，应及时就医。

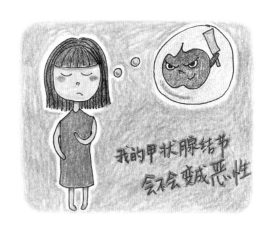

我的甲状腺结节会不会变成恶性

12. 甲状腺结节患者应间隔多长时间进行复查

对于没有症状、没有临床和超声恶性风险、FNAB 结果为良性的甲状腺结节患者，随访即可，间隔时间为 6～12 个月。如果结节的形态、大小变化不大，随访时间可放宽至每 2 年 1 次。如果甲状腺结节评估为可疑恶性或恶性结节，但暂未接受治疗，应缩短随访间隔时间。

每次随访应详细采集病史、认真体格检查。每一名随访患者都必须认真完成甲状腺及颈部淋巴结的超声随访。有一些特

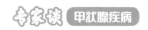

殊的随访人群,如甲状腺功能异常、已接受甲状腺手术、正在进行 TSH 抑制治疗或 ^{131}I 治疗者,还应全面检查甲状腺功能。

甲状腺结节患者在随访中发现结节短期内明显生长(指结节体积增长 50% 以上,或结节至少有 2 条径线增加超过 20% 且实际测量值超过 2mm),出现结节恶变的症状、体征(如声音嘶哑、呼吸困难、吞咽困难、结节活动度差或固定、颈部肿大淋巴结)和恶性超声征象(如微小钙化、边缘不规则、纵横比＞ 1),应及时就医并接受进一步治疗。

13. 甲状腺结节患者出现哪些症状需考虑手术治疗

手术是甲状腺结节传统的治疗方式,疗效好,但同时存在一定的风险,如损伤喉返神经造成患者声音嘶哑、失声或呼吸困难等,严重者可影响生存质量。

大多数甲状腺结节不用治疗,但患者若出现以下情况,应考虑手术治疗:①结节体积过大,发生与结节明显相关的局部压迫症状(声音嘶哑、呼吸或吞咽困难);②合并有甲状腺功能亢进,经内科保守治疗无效;③位于胸骨后或纵隔内的甲状腺肿块;④结节进行性生长,经随访观察,考虑结节有恶变倾向,或患者合并出现甲状腺癌的高危因素。

14. 甲状腺结节患者日常饮食需要限制或减少摄入的食物有哪些

高碘饮食是甲状腺结节的高危因素之一,因此甲状腺结节患者忌高碘盐及腌制品,应减少食用含碘量高的食品,如海带、紫菜、海蜇、海参、发菜、干贝、贝类、虾皮等海产品。

甲状腺结节患者应远离辛辣食物,如花椒、辣椒、桂皮、葱等;也应减少咖啡、酒等刺激性食品的摄入,避免辛辣及刺激性食品对机体的刺激。

中医认为肥甘厚味食品易壅滞脾胃,使痰湿内生,因此甲状腺结节患者应减少摄入动物内脏、动物油、肥肉、黄油、蛋黄等脂肪含量高的食品。

15. 甲状腺结节患者日常宜多食的食物有哪些

甲状腺结节患者饮食应注意营养均衡、荤素搭配。以清淡饮食为主,低糖少盐,限酒,多食蔬果、大豆、奶类,适度食用瘦肉、鱼、禽、蛋类。日常可增加一些健脾祛湿、消肿散结的食品,如薏苡仁、山药、芋艿、红豆、白扁豆、木耳、香菇、荸荠、芥菜、油菜、猕猴桃等。

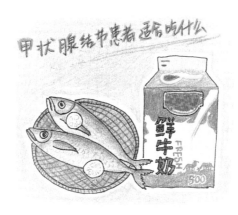

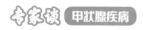

16. 甲状腺结节患者日常可以服用的中药茶饮有哪些

甲状腺结节是因情志内伤、肝失疏泄、肝郁气滞或饮食不节、脾失健运、痰湿内生、气血瘀滞、痰湿凝结,日久血脉瘀阻凝于颈前而成结节。甲状腺结节患者可以在医师的指导下服用中药茶饮,以达到防病控病和巩固疗效的作用。

(1)肝郁痰凝型:玫瑰花、佛手、茯苓开水泡服,疏肝解郁、健脾化痰。

(2)脾肾阳虚型:肉苁蓉、杜仲、黄芪开水泡服,温阳补肾。

(3)痰瘀互结型:陈皮、生地、三七花开水泡服,健脾化瘀、活血化瘀。

(4)百合枣仁茶:麦冬、玄参、西洋参开水泡服,滋阴降火。

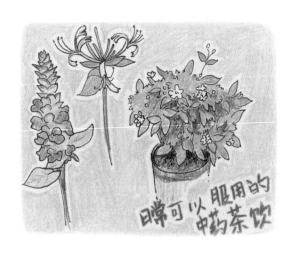

17. 甲状腺结节患者日常防治穴位有哪些

甲状腺结节患者可选取具有疏肝理气、健脾化痰、温经化瘀之效的经络穴位按摩。常用穴位有内关、曲骨、大杼、天柱、合谷、三阴交、太冲、曲池、丰隆、足三里、水突等。这些穴位主要来自足阳明胃经、足太阳膀胱经、手厥阴心包经、任脉等经络,经常按摩可以起到防治作用。

18. 甲状腺结节患者日常防治耳穴有哪些

甲状腺结节患者的日常防治可选取肝、脾、皮质下、内分泌、甲状腺、神门等相应耳穴,每天按压3~4次。

董智平　王　鸣
上海市第四人民医院　上海市中西医结合医院

甲状腺结节微创消融术

　　甲状腺结节微创消融治疗是近年来发展起来的一项新治疗方法,主要是能量消融,包括射频消融、微波消融、激光消融、冷冻消融和高强度聚焦超声等。由于微创消融方法多样,大家对甲状腺结节微创消融治疗存在不少疑问,下面解答一些常见的问题。

1. 什么是甲状腺结节微创消融术

　　近年来,我国甲状腺结节发病率不断攀升,人们对此病的关注度与重视度越来越高。

　　目前正在兴起一种针对甲状腺结节的微创外科治疗技术——甲状腺结节微创热消融治疗,越来越被医师和患者们接受。传统切除手术是将病灶和周围正常组织切除,而微创热消融术是让病变在原本的解剖部位上,通过物理加热方法(包括射频、微波或者激光等)使病灶细胞发生不可逆的凝固坏死,同时阻断周围的血供,进一步将病灶彻底灭活。

　　治疗过程是对治疗区域进行局部麻醉后,在超声影像实时监测引导下,将消融针由颈部体表,以最短的直线距离直接穿刺进入甲状腺结节内部,然后对其加热,将病灶灭活,在皮肤表面只留下点状的伤口,这样就可以最大限度地减小发生伤口感染的可能性,同时,消融一般只针对结节区域,不会过多损伤周围正常的甲状腺组织,可以最大限度地保留甲状腺功能。治疗时间非常短,一般仅 15～60 分钟,术中患者意识清醒,术后即可自主下地,进食饮水,无障碍地进行语言沟通交流,且术后基本无疼痛,平均住院时间为 1.5 天。术后,人体自身免疫系统会逐步把消融区的坏死组织吞噬清除,甲状腺的形态和功能得以恢复正常。

热消融治疗甲状腺结节出血少,愈合快,大大减小了手术损伤;超声引导下定位精准,范围可控,极大限度地保护了甲状腺功能,避免了术后终身服用甲状腺激素替代药物的不便,提高了患者的生活质量。因此,甲状腺结节微创消融术从微创性、安全性、有效性、美容性、功能保护性等多个角度考虑,无疑是一种可作为首选的、可信赖的超微创治疗方法。

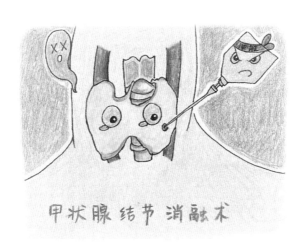

2. 甲状腺结节微创消融术的伤口有多大,会不会留瘢痕

有些患者,尤其是女性患者会特别关注消融术后是否也会像甲状腺结节外科切除术后那样在颈部留下瘢痕。甲状腺结节消融使用的特制消融针直径仅有 1.26mm,比临床常用的抽血针头(直径 1.61mm)更细,在皮肤上造成的创口直径不到 2mm,术后一般不会留有瘢痕。

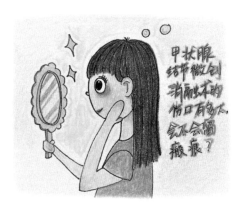

3. 微创消融术适用于哪种甲状腺结节

甲状腺微创消融术是基于外科治疗范畴的技术演变和创新,是对外科手术治疗的重要补充。通常情况下,医师综合评估患者病情后,认为需要进行手术干预且甲状腺内病灶小而多发、分布散在者,可选用微创消融术,达到清除病灶的同时尽量多地保留正常甲状腺组织的目的,这也是外科手术很难做到的。此外,对于颈部既往已行外科手术,产生瘢痕粘连,甲状腺

内又有新发病灶的情况,也可选择微创消融术。

其他情况能做消融治疗吗? 其实,对于良性结节,同时出现以下情况,就可以考虑微创消融治疗:①结节体积比较大,压迫甲状腺周围重要组织(如气管、食管、神经等),出现颈部不适,有异物感、疼痛、吞咽困难、呼吸困难等症状;②引发甲状腺功能异常;③结节在短时间内明显长大,或虽然细针穿刺未发现癌细胞,但其他检查仍怀疑有恶性征象;④不适合手术切除或患者拒绝手术;⑤甲状腺良性结节或恶性肿瘤术后局部复发结节;⑥患者对甲状腺结节过度焦虑,严重影响生活。

甲状腺良性结节可以消融,那恶性结节可以吗? 如果符合以下情况的恶性结节(甲状腺癌)同样适合热消融治疗:①非病理学高危亚型;②病理类型排除髓样癌、未分化癌;③外科治疗后又有甲状腺癌复发;④在医护人员充分告知病情后,患者依然不愿外科手术切除,也不愿意密切随访。

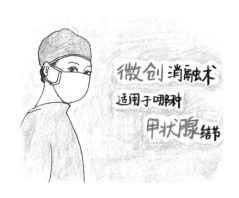

何　峥　高志玲
上海中医药大学附属曙光医院

甲状腺癌

甲状腺作为人体的重要内分泌器官,维系着人体正常的新陈代谢。而甲状腺癌是最常见的头颈部恶性肿瘤之一,也是全球范围内发病率上升最快的癌症之一。根据世界卫生组织(World Health Organization,WHO)2018年发布的世界癌症数据,甲状腺癌新发病例数居全部新发癌症病例数的第9位。我国甲状腺癌发病情况同全球类似,也呈逐年上升的趋势。

甲状腺癌起源于甲状腺滤泡上皮或滤泡旁上皮,病理类型分为乳头状癌、滤泡状癌、髓样癌和未分化癌,85%～90%为预后良好的分化型甲状腺癌。家族遗传、辐射、环境污染等因素都是甲状腺癌发病率升高的主要原因。而人们体检意识的增强也使得更多甲状腺癌患者在早期被发现。

那么,甲状腺癌可以通过哪些检查早期被发现?确诊后如何治疗?手术方式有哪些?手术后有哪些注意事项?如何饮食调理?可以通过哪些简单的中医食疗茶饮、穴位按摩方法来防治?下面列举一些常见的大众关心的问题并做解答。

1. 哪些异常表现提示甲状腺癌的发生

大多数甲状腺癌患者并无明显症状,甲状腺功能也是正常的(即便是很严重的甲状腺癌,甲状腺功能仍有可能是正常的),也有少数患者可出现血清促甲状腺素(TSH)水平偏高。

临床发现甲状腺癌最常规的方式是甲状腺彩超。如果超声检查显示甲状腺肿块呈极低回声、微钙化或沙粒样钙化、边缘不光整、血流紊乱、纵横比＞1、有异常淋巴结显示等表现,均提示肿块恶性可能。专科医师可根据这些表现的数量、等级对甲状腺肿块恶性风险评级。此时,需做超声引导下穿刺活检明确肿块的良恶性。超声下穿刺活检是诊断甲状腺肿块良恶性的"金标准"。

少数甲状腺恶性肿瘤患者后期可因肿瘤增大或转移而压迫局部气管及神经导致吞咽困难、声音嘶哑等临床症状。若后期发生转移可有颈部淋巴结肿大甚至恶病质等表现。

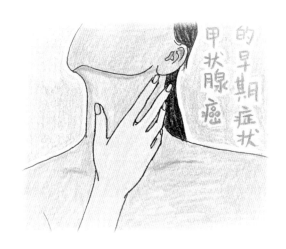

2. 甲状腺癌的手术方式有哪些

甲状腺癌的手术方式包括：①传统的颈部开放式手术，即甲状腺全切术＋淋巴结清扫或甲状腺次全切术＋淋巴结清扫；②微瘢痕手术，即经乳晕或胸壁的腔镜手术和经口腔的腔镜手术。

不论何种术式，都以切除病灶组织为最终目的，不同术式的切口及手术路径会有所差异。

3. 甲状腺癌患者术后应注意监测哪些指标

甲状腺癌患者术后应定期复查甲状腺区及颈部淋巴结彩超；监测血清甲状腺功能，尤其是血清促甲状腺素（TSH）及血清甲状腺球蛋白（Tg）。甲状腺乳头状癌及甲状腺滤泡癌患者术后如有 Tg 持续升高，提示有复发、转移可能。

4. 甲状腺癌患者术后日常宜忌口的食物有哪些

甲状腺癌术后，患者在能够正常进食后的一段时间内应该保持饮食清淡，可以吃一些富含高蛋白的营养食物，如鸡蛋、牛奶、瘦肉、河鲜等来增强体质。此外，应保持膳食均衡，可多食用新鲜蔬菜及水果。应忌食辛辣食物，以及荔枝、芒果等热性水果。

由于甲状腺癌（尤其是甲状腺乳头状癌）预后一般很好，患者手术康复一段时日后便没有太多的饮食限制，一般只需均衡膳食。需要注意的是在日常饮食中均衡碘的摄入,如在碘充足的沿海地区,需要适当控制海鲜等含碘食物,而一些碘缺乏的内陆地区则可以适当增加一些含碘食物。如果甲状腺癌术后的患者后续还需行 ^{131}I 治疗,则需要忌食含碘食物数周。此外,中医认为"药食同源",患者平时可以吃一些慈菇、无花果等食物解毒散结。

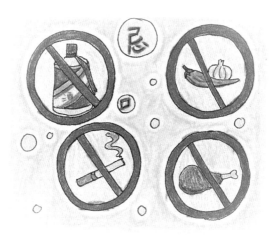

5. 甲状腺癌患者日常可以服用的中药茶饮有哪些

甲状腺位于颈部,是人体重要的免疫器官。患者术后一般会有颈咽部不适、口咽干燥等症状,如不严重,可选用一些简单的中药代茶饮。患者如有咽喉肿痛不适等症,平日可以选用有清热解毒功效的金银花、蒲公英代茶饮;如有疲乏、自汗等症,可以选用有补中益气功效的黄芪、党参代茶饮,增强免疫;如有口干、舌红等阴虚表现,可以用益气养阴的麦冬、芦根代茶饮。如果患者临床症状表现较重或复杂,建议及时就医,辨证用药。

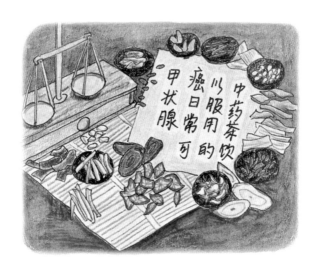

6. 甲状腺癌术后患者日常防治穴位有哪些

甲状腺癌术后患者可能会有阴阳气血失衡的各种表现。患者可以自行按摩一些穴位进行防治及巩固疗效。例如,咽喉不适,可用拇指和示指按揉天突;眼部酸胀不适,可点按合谷、太冲;心悸、失眠,可按揉印堂、太阳、风池;伴有自汗、气短,可按揉太渊、肺俞、太溪;易疲倦,可按揉足三里、阴陵泉;头晕、耳鸣等,可按揉三阴交、曲泉。

7. 甲状腺癌术后患者日常防治耳穴有哪些

人体的耳郭上分布着许多腧穴,与人体的脏腑经络气血有着密切的联系。甲状腺癌术后患者长按屏间切迹内、耳甲腔底部的位置,可以起到调节内分泌的作用。如有夜寐不安等症状,可按压耳轮上下脚靠前的位置;如肠胃功能不佳,可按揉耳轮脚上方内 1/3 处;如有心悸、胸闷、气短等症状,可按压耳腔中心凹陷处。

周绍荣　黄何尘

上海中医药大学附属曙光医院

附录　甲状腺疾病（瘿病）的穴位治疗

一、同身寸法与骨度分寸法

患者在日常生活中寻找自身穴位的定位点时，可选择"同身寸法"来取穴。"同身寸法"可分为中指同身寸法（附图1）、拇指同身寸法（附图2）及横指同身寸法（附图3）。该方法是按身体比例确定"1寸"的长度。"1寸"在不同人身体上的长短是不同的。较高人的"1寸"比较矮人的"1寸"要长。所以，一个人的"同身寸"只可用来在自己身上找穴位，不能在别人身上找穴位。

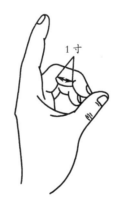

附图1　中指同身寸示意图

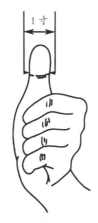

附图 2　拇指同身寸示意图

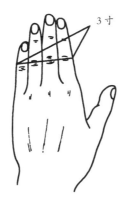

附图 3　横指同身寸示意图

　　骨度分寸法（附表 1）则是一种普遍适用于所有人的方法，且更为精确。该方法是以骨节为主要标志，测量周身各部的长短，并依其比例折算尺寸作为定穴标准，不论男女、老少、高矮、胖瘦都是一样的（附图 4）。例如，腕横纹至肘横纹为 12 寸（1 米 =30 寸），把这段距离划成 12 个等分，内关穴在腕横纹上 2 寸，则取腕横纹上二等分距离处。

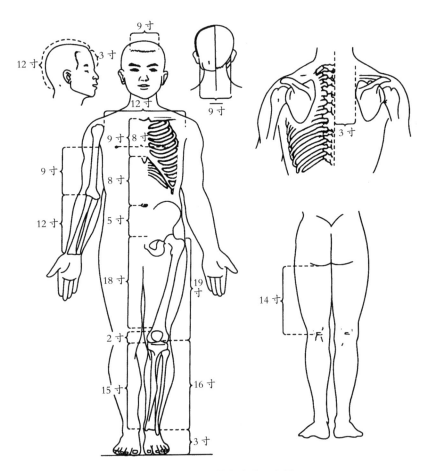

附图 4 全身骨度分寸示意图

附表 1　骨度分寸的定位

分部	起止点	常用骨度	度量法	说明
头项部	前发际至后发际	12寸	直寸	如前后发际不明，从眉心量至大椎穴为18寸，眉心至前发际为3寸，大椎穴至后发际为3寸
	耳后两完骨（乳突）之间	9寸	横寸	用于确定头后部穴位的横向距离
胸腹部	天突至歧骨（胸剑联合）	9寸	直寸	1. 胸部与肋部取穴的直寸，一般根据肋骨计算，每一肋骨折作1.6寸 2. "天突"为穴位名，位于颈部，前正中线上，两锁骨中间，胸骨上窝中央
	歧骨至脐中	8寸		
	脐中至横骨上廉（耻骨联合上缘）	5寸		
	两乳头之间	8寸	横寸	胸腹部取穴的横寸，可根据两乳头之间的距离折量。女性可用左右缺盆穴之间的宽度来代替两乳头之间的横寸
背腰部	大椎以下至尾骶	21寸	直寸	背部腧穴根据脊椎定穴。一般临床取穴，肩胛骨下角相当于第7胸椎（T_7），髂嵴相当于第4腰椎棘突（L_4）
	两肩胛骨脊柱缘之间	6寸	横寸	

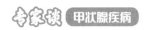

续表

分部	起止点	常用骨度	度量法	说明
上肢部	腋前纹头（腋前皱襞）至肘横纹	9寸	直寸	用于手三阴、手三阳经的骨度分寸
	肘横纹至腕横纹	12寸		
侧胸部	腋以下至季肋	12寸	直寸	"季肋"指第11肋游离端
侧腹部	季肋以下至髀枢	9寸	直寸	"髀枢"指股骨大转子
下肢部	横骨上廉至内辅骨上廉（股骨内髁上缘）	18寸	直寸	用于足三阴经的骨度分寸
	内辅骨下廉（胫骨内髁下缘）至内踝高点	13寸		
	髀枢至膝中	19寸	直寸	1. 用于足三阴经的骨度分寸 2. "膝中"的水平线：前面相当于犊鼻，后面相当于委中
	臀横纹至膝中	14寸		
	膝中至外踝高点	16寸		
	外踝高点至足底	3寸		

二、耳穴定位示意图（附图 5）

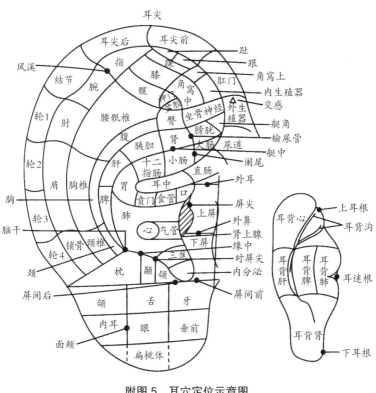

附图 5　耳穴定位示意图

三、甲状腺疾病（瘿病）治疗常用穴位及其主治功效

太冲:属于足厥阴肝经,位于足背第 1、2 趾骨结合的前方凹陷处(附图 6)。主治:①中风、癫痫、头痛、目眩、目赤肿痛等

肝经风热头目病证;②月经不调、痛经、闭经、崩漏、带下等妇科经带病证;③黄疸、胁痛、腹胀、呃逆等肝胃病证;④遗尿、癃闭等泌尿系统疾病;⑤下肢痿痹、足跗肿痛等。功效:具有疏肝利胆,息风宁神的作用。

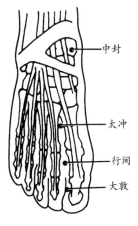

附图 6　太冲定位示意图

神门:属于手少阴心经,位于手腕部,腕掌侧横纹尺侧端,尺侧腕屈肌腱的桡侧凹陷处(附图7)。主治:①心烦、心悸、健忘、失眠、痴呆、癫狂痫等心与神智病证;②胸胁病;③高血压等。功效:具有安神宁心的作用。

三阴交:属于足太阴脾经,位于足内踝尖上3寸,内踝直上为胫骨,胫骨内侧面后缘为此穴(附图8)。主治:①肠鸣、腹胀、腹泻等脾胃虚弱诸证;②月经不调、带下、阴挺、不孕、滞产等妇产科病证;③遗精、阳痿、遗尿等泌尿系统病证;④心悸、失眠、高血压;⑤阴虚诸证;⑥下肢痿痹。功效:可调补三经气血。

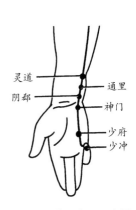

附图7 神门定位示意图

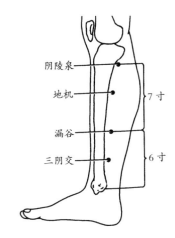

附图8 三阴交、阴陵泉定位示意图

内关:属于手厥阴心包经,位于腕掌侧横纹上2寸,掌长肌腱与桡侧腕屈肌腱之间(附图9)。主治:①心痛、胸闷、心动过速过缓等心疾;②胃痛、呃逆、呕吐等胃腑病证;③失眠、郁证、癫狂痫等神志疾患;④中风、眩晕、偏头痛、偏瘫等;⑤肘臂挛痛。功效:具有调畅情志、清泻心火、调节心率等作用。

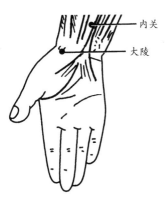

附图9 内关定位示意图

足三里:属于足阳明胃经,需坐位屈膝,自犊鼻穴(髌骨与髌韧带外侧凹陷处)向下量4横指,胫骨前棘外1横指处(附图10)。主治:①胃痛、呕吐、噎膈、腹胀、腹泻、痢疾、便秘等胃肠病证;②下肢痿痹;③癫狂等神志病;④乳痈、肠痈等外科疾患;⑤虚劳诸证,为强壮保健要穴。功效:为多气多血的腧穴,具有补气养血、强身健体,用于激发胃气。

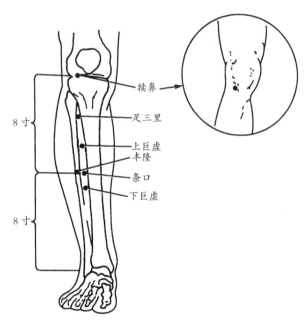

附图10 足三里、丰隆定位示意图

百会:位于头顶正中线与两耳尖连线的交叉处(附图11)。主治:①痴呆、中风、失语、失眠、健忘、癫狂痫等神志病证;②头痛、眩晕、耳鸣等头面病证;③脱肛、阴挺、胃下垂等气失固摄而致下陷性病证。

　　神庭:位于头部,当前发际正中直上0.5寸(附图11)。主治:
①癫狂痫、心悸、失眠等神志病证;②头痛、目眩、目赤、鼻渊、鼻
衄等头面五官病证。

　　安眠:位于翳风(位于颈部,耳垂下方,乳突下端前方凹陷
中)与风池(位于后项,枕骨下,胸锁乳突肌与斜方肌上端之间
的凹陷中)连线的中点(附图12)。主治:①失眠、头痛、眩晕;
②心悸;③癫狂。

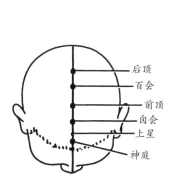

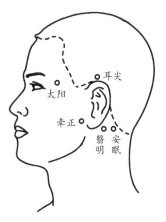

附图11　百会、神庭定位示意图　　附图12　安眠、太阳定位示意图

　　命门:属于督脉,位于后正中线上,第2、3腰椎棘突之间凹
陷中(附图13)。主治:①腰脊强痛、下肢痿痹;②月经不调、赤
白带下、通经、不孕等妇科病证;③遗精、阳痿、小便频数等男性
肾阳不足性病证;④小腹冷痛、腹泻。功效:对于一切虚证均有
治疗作用,是元气的根本。

　　大椎:属于督脉,位于背部,第7颈椎棘突下凹陷中(附
图13)。主治:①热病、疟疾、恶寒发热、咳嗽、气喘等外感病证;

②骨蒸潮热;③癫狂痫证、小儿惊风等神志病证;④项强、脊痛;
⑤风疹、痤疮。功效:调节全身阳气。

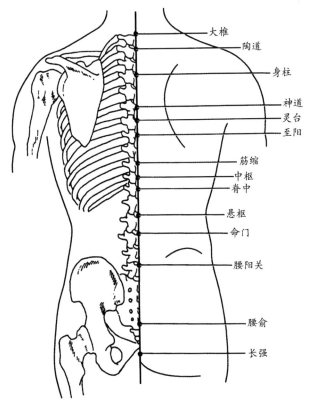

附图 13　命门、大椎定位示意图

　　肾俞:属于足太阳膀胱经,位于脊柱区,第 2、3 腰椎棘突之
间凹陷中,后正中线旁开 1.5 寸(附图 14)。主治:①头晕、耳聋、
耳鸣、腰酸等肾虚病证;②遗精、遗尿、阳痿、早泄、不育等生殖泌
尿系统疾患;③月经不调、带下、不孕等妇科病证;④消渴。功效:
具有调补肾脏的功能。

　　脾俞:属于足太阳膀胱经,位于脊柱区,第 11、12 胸椎棘突之间凹陷中,后正中线旁开 1.5 寸(附图 14)。主治:①腹胀、腹泻、纳呆、呕吐、痢疾、便血、水中等脾胃肠腑病证;②多食善饥、身体消瘦;③背痛。功效:具有调补脾脏的功能。

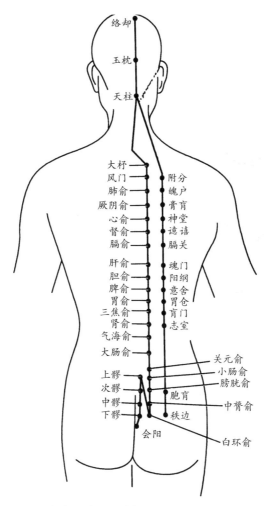

附图 14　肾俞、脾俞、肺俞、大杼、天柱定位示意图

神阙:属于任脉,相当于脐中(附图15)。主治:①虚脱、中风脱证等元阳暴脱;②腹痛、腹胀、腹泻、痢疾、便秘、脱肛等肠腑病证。

关元:属于任脉,在下腹部,前正中线上,脐中下3寸(附图15)。主治:①中风脱证、虚劳冷惫等元气虚损病证;②少腹疼痛、疝气;③腹泻、痢疾、脱肛、便血等肠腑病证;④淋证、尿血、尿频等泌尿系统病证;⑤遗精、阳痿、早泄等男科病;⑥月经不调、崩漏、带下等妇科病证。

中脘:属于任脉,位于脐上4寸(附图15)。主治:①胃痛、纳呆、腹胀、呕吐、呃逆、小儿疳积等脾胃病证;②黄疸;③癫狂、脏躁。功效:具有健脾和胃的作用。

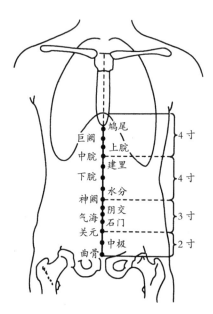

附图15 神阙、关元、中脘、气海、曲骨定位示意图

外关:属于手少阳三焦经,位于前臂背侧,腕背侧远端横纹上 2 寸,尺骨与桡骨间隙中点(附图 16)。主治:①热病;②头痛、目赤肿痛、耳鸣、耳聋等头面五官病证;③瘿病;④胁肋痛;⑤上肢痿痹不遂。

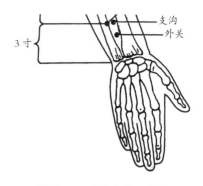

附图 16　外关定位示意图

　　阴陵泉:属于足太阴脾经,位于胫骨内侧髁下缘与胫骨内侧缘之间凹陷中(见附图 8)。主治:①腹胀、腹泻、水肿、黄疸;②小便不利、遗尿、尿失禁;③痛经、遗精;④膝痛。

　　列缺:属于手太阴肺经,以左右两手虎口交叉,一手示指压在另一手的桡骨茎突上,当示指尖到达之凹陷处取穴(附图 17)。主治:①咳嗽、气喘、咽喉肿痛等肺系病证;②头痛、齿痛、项强、口眼歪斜等头面部疾患;③手腕痛。

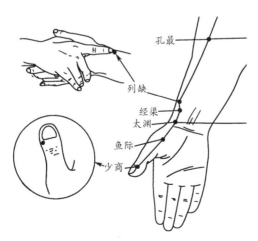

附图 17　列缺、太渊定位示意图

阳陵泉:属于足少阳胆经,位于小腿外侧,腓骨头前下方凹陷中(附图18)。主治:①黄疸、胁痛、口苦、呕吐、吞酸等肝胆犯胃病证;②膝肿痛、下肢痿痹及麻木等下肢、膝关节疾患;③小儿惊风;④肩痛。

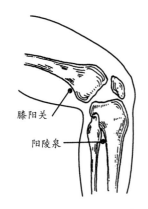

附图18 阳陵泉定位示意图

气海:属于任脉,在下腹部,前正中线上,脐中下 1.5 寸(见附图15)。主治:①乏力、虚脱、脏气衰惫等气虚病证;②水谷不化、腹泻、痢疾、便秘等肠腑病证;③小便不利、遗尿;④遗精、阳痿、疝气;⑤月经不调、闭经、崩漏、带下、阴挺、产后恶露不止等妇科病证。功效:具有利下焦、补元气、行气散滞功效。

曲骨:属于任脉,位于腹正中线与耻骨联合上缘上方交界的凹陷处(见附图15)。主治:①癃闭等泌尿系疾病;②月经不调、痛经、带下等妇科病证。

大杼:属于足太阳膀胱经,位于脊柱区,第1胸椎棘突下,旁开 1.5 寸(见附图14)。主治:①咳嗽、发热;②项强、肩背痛。

天柱:属于足太阳膀胱经,横平第2颈椎棘突上际,斜方肌外缘凹陷中,约在后发际线正中旁开 1.3 寸(见附图14)。主治:①后头痛、项强、肩背腰痛等痹症;②鼻塞;③癫狂痫;④热病。

合谷:属于手阳明大肠经,位于手背第1、2掌骨间,第2掌骨桡侧中点(附图19)。主治:①头痛、目赤肿痛、齿痛、鼻衄、口眼歪斜、耳聋等头面五官诸疾；②发热恶寒等外感病证；③发热无汗或多汗；④经闭、滞产等妇产科病；⑤各种痛证。

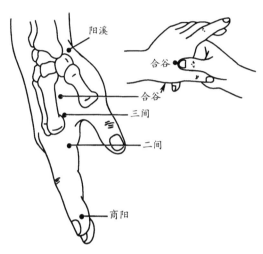

附图 19 合谷定位示意图

曲池:属于手太阴肺经,位于手肘,肘横纹外侧端与肱骨外上髁连线的中点(附图 20)。主治:①手臂痹痛、上肢不遂等上肢病证；②热病；③眩晕；④腹痛、吐泻等肠胃病证；⑤咽喉肿痛、齿痛、目赤肿痛等五官热性病证；⑥瘾疹、湿疹、瘰疬等皮外科疾患；⑦癫狂。

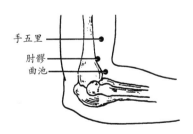

附图 20 曲池定位示意图

丰隆:属于足阳明胃经,位于小腿前外侧,外踝尖上 8 寸,胫骨前缘外两横指处(见附图 10)。主治:①头痛、眩晕;②癫狂;③下肢痿痹;④咳嗽、痰多等痰饮病证;⑤便秘、腹胀。

水突:属于足阳明胃经,位于颈部,胸锁乳突肌的前缘,人迎穴与气舍穴连线的中点(附图 21)。主治:①咽喉肿痛、瘿气;②咳嗽、气喘。

天突:属于任脉,位于前正中线胸骨上窝中央(附图 22)。主治:①咳嗽、哮喘、胸痛、咽喉肿痛、暴喑等肺系病证;②瘿气、噎膈、梅核气等气机不畅病证。

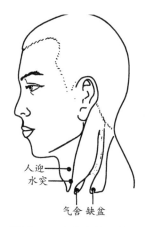

附图 21　水突定位示意图

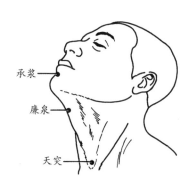

附图 22　天突定位示意图

印堂:属于督脉,位于额部、两眉头中间(附图 23)。主治:①痴呆、失眠、痫证、健忘等神志病证;②头痛、眩晕;③鼻衄、鼻渊;④小儿惊风、产后血晕、子痫。

太阳:属于经外奇穴,位于眉梢与目外眦之间,向后约 1 横指的凹陷中(见附图 12)。主治:①头痛;②目疾;③面瘫。

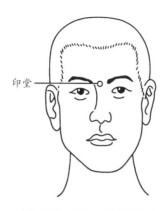

附图 23　印堂定位示意图

风池:属于足少阳胆经,位于颈后区,枕骨之下,胸锁乳突肌上端与斜方肌上端之间的凹陷处,约与耳垂平行(附图 24)。主治:①中风、癫痫、头痛、眩晕、耳聋、耳鸣等内风所致的病证;②感冒、目赤肿痛、口眼歪斜等外风所致的病证;③颈项强痛。

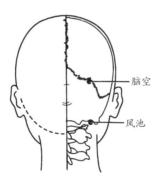

附图 24　风池定位示意图

太渊:属于手太阴肺经,位于手部腕前区,腕掌侧横纹桡侧,桡动脉搏动处,桡侧腕屈肌腱的外侧,拇长展肌腱内侧(见附图 17)。主治:①咳嗽、气喘等肺系疾患;②腕臂痛。患者如有气短、自汗可按揉太渊穴。

肺俞:属于足太阳膀胱经,位于脊柱区,背部第 3 胸椎棘突下,旁开 1.5 寸(见附图 14)。主治:①咳嗽、气喘、咯血等肺系疾患;②瘙痒、瘾疹等皮肤病;③骨蒸潮热、盗汗等阴虚病证。

太溪:属于足太阴肾经,位于足部,内踝尖与跟腱之间的凹陷处(附图 25)。主治:①头痛、目眩、失眠、健忘、遗精、阳痿等肾虚证;②咽喉肿痛、齿痛、耳鸣、耳聋等五官病证;③咳嗽、气喘、咯血、胸痛等肺部疾患;④消渴、小便频数、便秘;⑤月经不调;⑥腰脊痛、下肢厥冷、内踝肿痛。

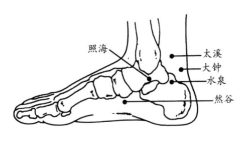

附图 25　太溪定位示意图

四、常见甲状腺疾病(瘿病)治疗取穴

1. 甲状腺功能亢进

体穴:选取太冲、神门、三阴交、内关、足三里、百会、神庭、安眠。

耳穴:选取内分泌、甲状腺、肝、脾、肾作为主穴,若心悸明显可加选心为配穴,多食、易饥可加选饥点为配穴,女性月经不调、男性阳痿可加选内生殖器为配穴,肝气郁结者可加选耳背肝区为配穴,大便频繁者可加选脾、小肠为配穴(见附图5)。

2.　甲状腺功能减退

体穴:选取命门、大椎、肾俞、脾俞、神阙、关元、中脘、足三里。

耳穴:选取内分泌、甲状腺、三焦、脾、肾为主穴(见附图5)。

3.　桥本甲状腺炎

体穴:选取足三里、三阴交、外关、太冲、阴陵泉、列缺。

耳穴:选取内分泌、脾、皮质下、胃、肝、肾为主穴(见附图5)。

4.　亚急性甲状腺炎

体穴:选取太冲、足三里、阳陵泉、内关、神门、三阴交、肾俞、关元、气海。

耳穴:选取甲状腺、肝、心、脾、三焦、内分泌、神门等穴位(见附图5),具有疏肝理气、镇静安神、通经活络、调和气血的作用,可调节内环境稳态,帮助甲状腺功能恢复。

5. 甲状腺结节

体穴：选取内关、曲骨、大杼、天柱、合谷、三阴交、太冲、曲池、丰隆、足三里、水突。

耳穴：选取肝、脾、皮质下、内分泌、甲状腺、神门（见附图5）。

6. 甲状腺癌术后

体穴：选取天突、合谷、太冲、印堂、太阳、风池、太渊、肺俞、太溪、足三里、阴陵泉、三阴交。

耳穴：选取内分泌、神门、脾、胃、心（见附图5）。

宿中笑　滕卉茹　倪小军

上海中医药大学附属普陀医院

上海市金山区中西医结合医院

65检